B. Michael Andressen | Florian Münch

Schnell wieder fit nach dem Herzinfarkt

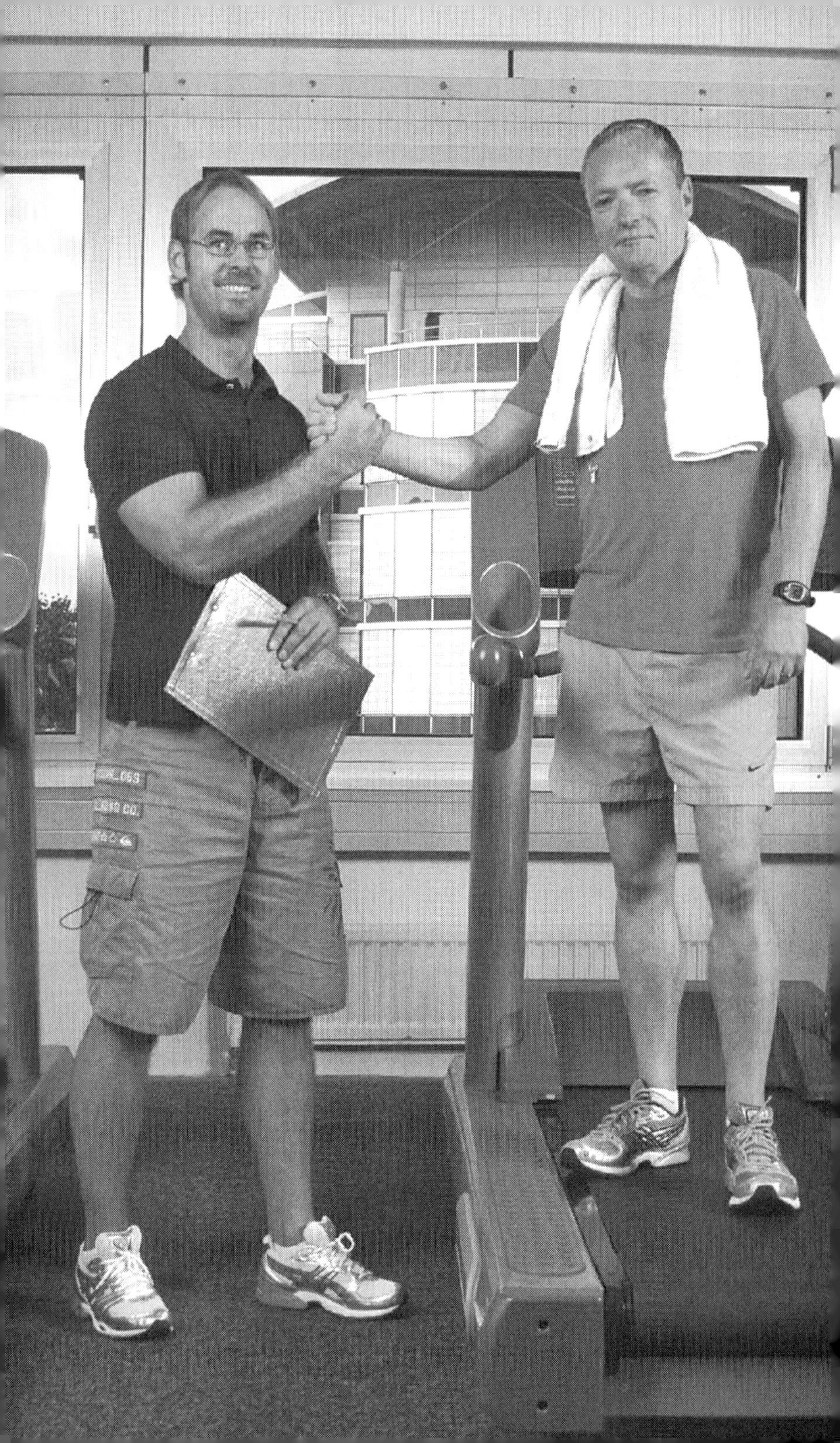

B. Michael Andressen
Florian Münch

Schnell wieder fit nach dem Herzinfarkt

Mit dem richtigen Kraft- und Ausdauertraining in ein neues, vitales Leben

riva

Bibliografische Information der Deutschen Nationalbibliothek:
Die Deutsche Nationalbibliothek verzeichnet diese Publikation in der Deutschen Nationalbibliografie; detaillierte bibliografische Daten sind im Internet über http://d-nb.de abrufbar.

Wichtiger Hinweis
Dieses Buch ist für Lernzwecke gedacht. Es stellt keinen Ersatz für eine individuelle Fitnessberatung und medizinische Beratung dar. Wenn Sie medizinischen Rat einholen wollen, konsultieren Sie bitte einen qualifizierten Arzt. Der Verlag und die Autoren haften für keine nachteiligen Auswirkungen, die in einem direkten oder indirekten Zusammenhang mit den Informationen stehen, die in diesem Buch enthalten sind.

Für Fragen und Anregungen:
info@rivaverlag.de

Originalausgabe
2. Auflage 2017

Nymphenburger Straße 86
D-80636 München
Tel.: 089 651285-0
Fax: 089 652096

Redaktion: Dr. Renate Oettinger
Umschlaggestaltung: Kristin Hoffmann
Umschlagabbildung: iStockphoto/Anna Bryukhanova
Fotos: Manfred Schür, München, www.manfred-schuer.com
Layout und Satz: Druckerei Joh. Walch
Druck: GGP Media GmbH, Pößneck
Printed in Germany

ISBN Print 978-3-86883-368-3
ISBN E-Book (PDF) 978-3-86413-016-8
ISBN E-Book (EPUB, Mobi) 978-3-86413-475-3

INHALTSÜBERSICHT

VORWORT

von B. Michael Andressen

Bitte betrachten Sie dieses Vorwort zugleich als mein Nachwort, denn besser kann es nicht mehr kommen!

Seit meinem Herzinfarkt sind zweieinhalb Jahre vergangen. Mir geht es gut, ich fühle mich gesünder und leistungsfähiger als jemals zuvor, und das Leben verläuft wieder in seinen normalen Bahnen.

Und doch hat sich sehr vieles verändert. Ich möchte an dieser Stelle nicht ins Detail gehen, aber grundsätzlich bin ich dankbarer und zufriedener geworden, und das macht das Leben um ein Vielfaches angenehmer. Es gibt eine neue Zeitrechnung für mich – die Zeit vor dem Herzinfarkt und die Zeit danach, das Hier und Heute – und allein das zählt noch. Dabei erschien mir der Beginn des Hier und Heute wenig lebenswert. Neben dem völligen Unverständnis dessen, was mir widerfahren war, machte mir vor allem meine physische Verfassung schwer zu schaffen – Sie kennen die Situation.

Als ich am Anfang nicht einmal einen Hosenknopf schließen oder eine Tube Duschgel öffnen konnte, als mir jede Treppe schon nach zwei Stufen zu anstrengend wurde, hätte ich nie gedacht, dass ich irgendwann mit wachsender Begeisterung Kraft- und Ausdauertraining betreiben würde. Inzwischen gehören sowohl das Training im Fitnessstudio als auch Lauftraining an der frischen Luft zu meinem Alltag. Natürlich lässt sich der Plan bei mir als Freiberufler nicht immer genau einhalten, aber ich bemühe mich um eine gewisse Regelmäßigkeit. Abgesehen davon fordert mich mein Körper schon von alleine dazu auf, mich zu bewegen, indem er mir unverhohlen Signale wie Leistungsabfall, mangelnde Energie oder innere Unruhe übermittelt, wenn ich mal einen Tag zu lange pausiere. Dafür ist allerdings dann das

Gefühl umso schöner, wenn ich vom Laufen komme oder im Fitnessstudio mein Programm durchgezogen habe. Irgendwie habe ich jedes Mal den Eindruck, wieder tief durchatmen zu können, und mein Herz macht immer einen kleinen Hüpfer vor Freude.

Neben der allgemeinen Fitness, vor allem durch das Ausdauertraining gefördert, hat das Krafttraining natürlich dazu beigetragen, dass sich mein Körper verändert hat. Ich bin muskulöser geworden, habe ein breiteres Kreuz bekommen und einen flacheren Bauch – Attribute, die einem Mann in den besten Jahren durchaus gut tun und das Selbstwertgefühl entscheidend verbessern.

Um es auf den Punkt zu bringen: Das Leben macht wieder Spaß, und darauf sollten Sie nicht verzichten.

Ich möchte natürlich nicht verschweigen, dass sehr viel eiserner Wille, Durchhaltevermögen und mancher Kampf gegen den inneren Schweinehund dazugehören, um irgendwann dieses neue Lebensgefühl zu erfahren. Aber wenn Sie wollen und die richtige Anleitung und Motivation haben, so wie ich sie in Florian Münch gefunden habe – und dafür danke ich ihm an dieser Stelle ganz herzlich –, schaffen Sie es, auch wenn es manchmal wirklich schwer fällt. Ich wünsche Ihnen jedenfalls viel Glück dabei.

Wir haben diesem Buch ein kurzes Kapitel über Risiken und Prävention vorangestellt. Bitte überblättern Sie es nicht, sondern lesen Sie es im Bewusstsein, sich nie wieder so zu verhalten, dass Sie Gefahr laufen, einen Herzinfarkt zu bekommen.

In diesem Sinne wünsche ich Ihnen ein gutes Leben nach dem Herzinfarkt.

Herzlichst Ihr B. Michael Andressen

1) PRÄVENTION

Prävention dient in erster Linie der Erhaltung der Gesundheit durch vorbeugende Maßnahmen. Klingt einfach, aber man muss es auch umsetzen. Ob Sie herzinfarktgefährdet sind, können Sie anhand des nachfolgenden Risikoprofils für sich herausfinden. Um sicherzugehen, sollten Sie aber auch Ihren Arzt aufsuchen, damit dieser mit Ihnen einen ausführlichen Check-up durchführt, dessen Schwerpunkt auf der Früherkennung von Herz-Kreislauf-Erkrankungen, Nierenerkrankungen und Diabetes liegen sollte. Alle Versicherten einer gesetzlichen Krankenkasse haben alle zwei Jahre Anspruch auf eine kostenlose Gesundheitsuntersuchung zur Vorsorge und Früherkennung von Krankheiten, wie zum Beispiel den Check-up 35+. Ihren Arzt suchen aber viele erst zu spät oder gar nicht auf, da sie genau wissen, was sie erwartet: mahnende Worte und die Aufforderung, gesünder zu leben, das Rauchen aufzuhören, weniger Alkohol zu trinken, Sport zu treiben und sich gesünder zu ernähren und dadurch gegebenenfalls den Blutdruck zu senken. Tja, von mir werden Sie nachfolgend auch nichts anderes hören. Einen Herzinfarkt zu erleiden hat zumeist eben Genanntes als Ursache. Kommt dann noch übermäßiger Stress hinzu, dann reagiert der Körper – beziehungsweise das Herz.

Wenn Sie wissen, dass Sie zum Beispiel unter Bluthochdruck leiden, sich ungesund ernähren (die meisten wissen das ganz genau) und/oder Herzinfarkte häufig in ihrer Familie vorkommen und Sie auch sonst keine gesunde und stressfreie Lebensweise praktizieren, dann sollten Sie sich bewusst werden, dass Sie ein erhöhtes Risiko, einen Herzinfarkt zu erleiden, mit sich herumtragen. Reagieren Sie darauf und ändern Sie, was Sie ändern können, nämlich Ihr Risikoverhalten, Ihre Lebensweise, und gestalten Sie sich selbst um. Nicht ist unnötiger, als sich selbst krank zu machen. Die Folgen sind viel unerfreulicher als der Aufwand, präventiv aktiv zu werden.

Unbeeinflussbare Risikofaktoren

Alter

Unser gesamter Organismus unterliegt dem natürlichen Alterungsprozess, so auch unsere Gefäße. Bereits ab dem zweiten, dritten Lebensjahrzehnt beginnt der Prozess der langsamen Gefäßverkalkung.

Geschlecht

Männer haben im mittleren Alter ein viel höheres Risiko eines Herzinfarkts als gleichaltrige Frauen. Der Hauptgrund hierfür liegt in den günstigen Wirkungen der weiblichen Sexualhormone (Östrogene) auf den Fettstoffwechsel, den Blutdruck und andere Faktoren, die für Herz-Kreislauf-Erkrankungen von Bedeutung sind. Die häufigsten Ursachen für einen Herzinfarkt bei Frauen – auch im gebärfähigen Alter – sind das Rauchen und die „Pille", insbesondere die Kombination aus beiden. Nach den Wechseljahren nähert sich das Herzinfarktrisiko von Frauen dem der Männer an.

Vererbung

In bestimmten Familien häufen sich Infarkte, kommen also sehr viel öfter vor als in anderen Familien. Man muss also davon ausgehen, dass die Erbfaktoren eine große Rolle spielen. Es ist allerdings aufgrund des jetzigen Kenntnisstandes unwahrscheinlich, dass es ein Herzinfarkt-Gen gibt. Vielmehr sind es die Herzinfarktrisikofaktoren wie Bluthochdruck, Diabetes und Fettstoffwechselstörungen, die vererbt werden können. Das bedeutet, dass gerade dann, wenn vermehrt Herzinfarkte in einer Familie auftreten, besonders intensiv nach den klassischen Risikofaktoren gefahndet werden muss.

Beeinflussbare Risikofaktoren

In rund 95 Prozent der Fälle mit hohem Blutdruck liegt eine sogenannte essentielle oder primäre Hypertonie vor. Die eigentliche Ursache der essentiellen Hypertonie ist bisher nicht bekannt. Man geht davon aus, dass mehrere Faktoren zur Entstehung eines erhöhten Blutdrucks beitragen. Sekundäre Hypertonieformen, deren Ursache organische Veränderungen sind, kommen nur in etwa fünf Prozent der Fälle vor. Meistens handelt es sich dabei um Nierenerkrankungen. Man nimmt an, dass 50 Prozent der Hypertoniker eine familiäre Anlage zu erhöhtem Blutdruck haben. Verstärkt wird diese Veranlagung durch diverse andere Faktoren, die im Laufe eines Lebens hinzukommen können. Dazu gehören unter anderem falsche Ernährung, Übergewicht und seelische Belastungen. Diese lassen die erbliche Anlage zu einer Erkrankung mit dauerhafter Hypertonie werden.

Einige Faktoren im Einzelnen:

▸ Übergewicht

Das Körpergewicht gilt als der größte Einflussfaktor auf den Bluthochdruck. Mit den Kilos steigt auch der Blutdruck. Verliert man hingegen an Gewicht, sinkt auch der Blutdruck.

▸ Salz

Zu viel Kochsalz kann den Blutdruck steigern und ist häufig Ursache für die Entwicklung einer Hypertonie. Hier gilt es, den Salzkonsum zu reduzieren. Wir essen durchschnittlich drei bis fünf Mal mehr Salz, als unser Körper braucht.

▸ Alkohol

Die Reduzierung von starkem Alkoholkonsum führt dazu, dass auch der Blutdruck sinkt. Alkoholgenuss ist hier eine Frage des

Maßes – ab und zu ein Gläschen Wein oder Bier schadet in der Regel nicht. Übergewichtige Hypertoniker sollten allerdings ganz auf Alkohol verzichten.

▸ Rauchen

Rauchen selbst führt nicht zu erhöhtem Blutdruck, ist aber das stärkste Gift für die Gefäße und eigenständiger Risikofaktor für Herzinfarkt, Arterienverkalkung und Schlaganfall.

▸ Medikamente

Einige Medikamente können den Blutdruck erhöhen. Dazu gehören zum Beispiel die Anti-Baby-Pille sowie einige Schmerz- und Rheumamittel.

▸ Stress

Ein ganz wesentlicher Faktor für Bluthochdruck ist Stress. Unter Stress versteht man die körperliche, psychische und geistige Reaktion auf äußerliche Faktoren wie zum Beispiel Hetze, Leistungsdruck, Ärger, Zeitnot, Existenzängste und vieles mehr. Allerdings können uns erst unsere Einstellung und unser Verhalten gegenüber diesen äußeren Faktoren angreifen. Man geht heute davon aus, dass nicht die Stressfaktoren als solche krank machen, sondern unser Umgang mit ihnen.

Der Hypertoniker findet häufig keinen Weg, um aufgebauten Stress und Druck abzubauen. Es ist daher wichtig, Stressfaktoren möglichst zu vermeiden. Ferner gilt es, vorhandenen Stress durch Gespräche und Aktivität abzubauen oder vermeintliche Stresssituation gar nicht mehr als Stress wahrzunehmen, also einen gelassenen Umgang zu erlernen. Hilfe leisten hier zum Beispiel Entspannungsübungen, autogenes Training und vieles mehr.

Alle bekannten Risikofaktoren können für sich allein, aber erst recht gemeinsam, zum Herzinfarkt führen: Kommt etwa zum Rauchen ein erhöhter Blutdruck hinzu, so summiert sich nicht nur das Risiko, sondern es vervielfacht sich. Das besondere Merkmal der meisten Risikofaktoren ist, dass man sie nicht spürt: Hoher Blutdruck, erhöhter Blutzuckerspiegel, erhöhtes Cholesterin verursachen ja keinerlei Beschwerden. Deswegen werden Risikofaktoren erst dann erkannt, wenn sie bereits über Jahre und Monate ohne subjektive Beeinträchtigung, das heißt ohne Beschwerden (Symptome), bestanden und bereits zu Gefäßschäden geführt haben, zum Beispiel zu Arteriosklerose.

Als Arteriosklerose bezeichnet man den Prozess der Gefäßverengung infolge von Ablagerungen an den Gefäßinnenwänden bis hin zum Verschluss durch ein Blutgerinnsel (Thrombose), der den Herzinfarkt dann als auslösendes Moment bedingt. Bereits bei übergewichtigen Kindern sind erste Veränderungen im Sinne von Fettablagerungen nachweisbar. Alle bisher bekannten Risikofaktoren führen zu direkten Schädigungen der Gefäßinnenwände, entweder über eine mechanische Belastung bei zu hohem Blutdruck, über direkte Schadstoffwirkungen wie beim Rauchen oder über Stoffwechselstörungen wie bei Diabetes.

Der Weg zum Herzinfarkt

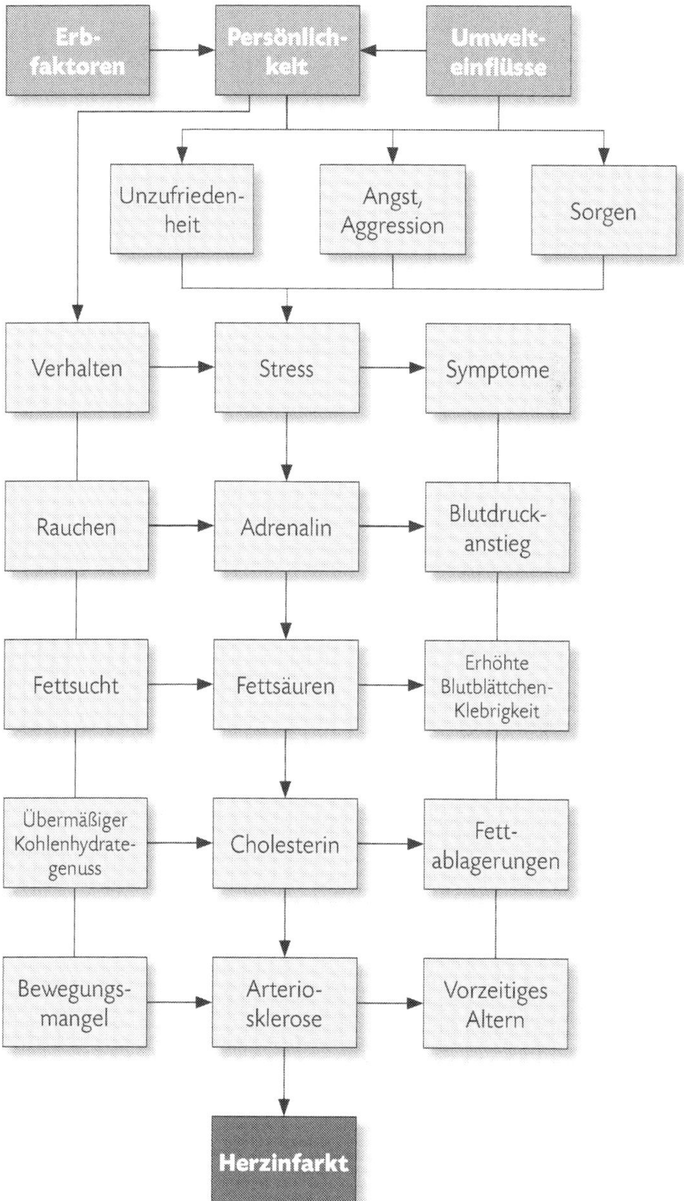

Ihr persönliches Risikoprofil

Wie hoch ist mein persönliches Herzinfarktrisiko?

AUSSAGE	Ja	Nein
Ich rauche mehr als eine einzige Zigarette pro Tag.		
Ich habe deutliches Übergewicht (BMI größer 30 bzw. Körpergewicht 10 kg über Normalgewicht).		
Meine Cholesterinwerte sind erhöht (größer als 200 mg/ml oder 5,0 mmol/l).		
Mein Blutdruck ist zu hoch (höher als 140/85)		
Ich bewege mich nicht viel (weniger als eine halbe Stunde intensive körperliche Bewegung pro Woche).		
Meine Blutzuckerwerte sind erhöht (Nüchtern gemessener Blutzucker = NBZ mehr als 100 mg/dl).		
Einer oder mehrere meiner Verwandten 1. Grades (Eltern, Geschwister) haben schon einmal einen Herzinfarkt oder Schlaganfall gehabt.		
Bei körperlicher Anstrengung, Stress oder Kälte habe ich Schmerzen im Brustbereich, (evtl. ausstrahlend in Arme, Hals oder Unterkiefer).		
Wenn ich weiter laufe, bekomme ich ziehende starke Schmerzen in den Waden bzw. Unterschenkeln. Dann muss ich stehenbleiben, bis die Schmerzen wieder verschwinden.		
Ich hatte schon einmal einen Herzinfarkt (Schlaganfall) oder bin wegen Verdachts auf Herzinfarkt (Schlaganfall) behandelt worden.		
Summe der Antworten (Ja/Nein)		

Auswertung:

Zehn Mal Nein: Herzlichen Glückwunsch. Sie haben kein erhöhtes Risiko für einen Herzinfarkt! Bitte achten Sie aber trotzdem auch in der Zukunft auf eine gesunde Lebensweise, um auch im hohen Alter noch fit zu sein.

Ein Mal Ja: Sie haben ein durchschnittliches Erkrankungsrisiko. Für Sie ist eine gesunde Lebensweise besonders wichtig. Vielleicht können Sie das eine oder andere Laster (zum Beispiel Rauchen) doch noch abstellen, falls Sie hier mit Ja antworten mussten.

Zwei Mal Ja: Ihr Erkrankungsrisiko ist überdurchschnittlich hoch! Sprechen Sie mit Ihrem Hausarzt, was Sie gemeinsam gegen die gefährdenden Faktoren tun können. Vor allem: Leben Sie gesund!

Mehr als zwei Mal Ja: Sie haben ein deutlich erhöhtes Erkrankungsrisiko! Sie sollten sich von Ihrem Arzt beim nächsten Besuch auf Herz-Kreislauf-Erkrankungen untersuchen lassen und auf jeden Fall eine gesunde Lebensweise einhalten (leichte abwechslungsreiche Kost, Bewegung, Normalgewicht anstreben, auf keinen Fall rauchen).

Ja bei den Fragen 8, 9 oder 10: Sie leiden möglicherweise an einer Herz-Kreislauf-Erkrankung, ohne es zu wissen. Sprechen Sie unbedingt mit Ihrem Hausarzt über Ihre Beschwerden, und lassen sich auf Herz-Kreislauf-Erkrankungen untersuchen!

Bauen Sie Risikofaktoren ab

Mehr als 50 Prozent aller Herzinfarkte können auf Risikofaktoren zurückgeführt werden. Diese Schätzung ist sogar ausgesprochen vorsichtig. Das bedeutet: Gelänge es, die Risikofaktoren auszuschalten, gäbe es weniger als die Hälfte aller Herzinfarkte. Dass dies in der Tat so ist, bestätigt eine langjährige Beobachtung an 22.000 Ärzten (US Physicians Health Study).

Gewöhnen Sie sich das Rauchen ab

Rauchen ist in höchstem Maße ungesund. Deswegen hier einige Fakten:

Der durch das Rauchen eingeatmete Tabakrauch verursacht Krankheiten und Gesundheitsschäden.

Mehrere tausend (rund 4.000!) Inhaltsstoffe sind im Tabak enthalten, werden beigefügt beziehungsweise entstehen bei der Verbrennung. Ungefähr 50 davon werden als krebserregend betrachtet. Einige davon sind:

- Aceton: Sonst eingesetzt als Lösungsmittel, zum Beispiel als Nagellackentferner.
- Ammoniak: Bekannt als Reinigungsmittel.
- Arsen: In vielen mordlüsternen Kriminalromanen als tödliches Gift beschrieben.
- Benzol: Petroleum.
- Benzpyren: Der gefährlichste Krebserreger beim Rauchen, der erst beim Rauchen entsteht.

- Blausäure: Ein tödliches Gift.
- Cadmium: Dieser hochgiftige und krebserregende Stoff ist auch Bestandteil von Batterien.
- Formaldehyd: Dieser krebserregende Stoff wird bei der Leichenkonservierung eingesetzt.
- Kohlenmonoxyd: Ein giftiges Gas, das durch die Verbindung mit Hämoglobin die Sauerstoffaufnahme verhindert.
- Nikotin: Ein pflanzliches Gift, das zuständig für die Suchtausbildung ist.
- Nitrosamin: Dieser krebserregende Stoff entsteht beim Trocknen des Tabaks.
- Phenol: Krebserregender Stoff, der auch in Desinfektionsmitteln zu finden ist.
- Polonium: Ein krebserregendes radioaktives Metall.
- Radon: Dieses krebserregende radioaktive Gas wird zur Haltbarmachung der Tabakblätter nach der Ernte verwendet.
- Teer: Dient unter anderem als Straßenbelag.

Durch das Inhalieren gelangen die Giftstoffe in die Lunge, von dort ins Blut und somit fast in den ganzen Körper. Rauchen schädigt fast jedes Organ, verursacht Krankheiten und verschlechtert den Gesundheitszustand.

Der Weg zum Nichtraucher

So verbessert sich die Gesundheit von ehemaligen Rauchern nach der letzten Zigarette:

20 Minuten	Blutdruck sinkt auf den Wert vor der letzten Zigarette, Temperatur von Händen und Füßen steigt auf Normalwert
Acht Stunden	Kein giftiges Kohlenmonoxid mehr im Blut, Raucheratem ist weg
Ein Tag	Herzinfarktrisiko sinkt
Zwei Tage	Geruchs- und Geschmackssinn verfeinern sich
Drei Tage	Atmung wird deutlich besser
Drei Monate	Blutzirkulation hat sich verbessert, Lungenkapazität ist um 30 Prozent gesteigert, Gehen wird leichter
Neun Monate	Weniger Infektionen, Raucherhusten und Kurzatmigkeit verschwinden, Leistungsfähigkeit steigt
Ein Jahr	Herzgefäß-Erkrankungsrisiko ist halb so groß wie bei Rauchern
Fünf Jahre	Schlaganfallrisiko sinkt
Zehn Jahre	Lungenkrebsrisiko wie Nichtraucher
15 Jahre	Herzinfarkt- und Schlaganfallrisiko wie Nichtraucher

Wer mit dem Rauchen aufhört, wird sofort merken, dass sich körperliche Leistungsfähigkeit und Fitness spürbar verbessern. Man fühlt sich einfach wohler. Und: *Die Geschmacksnerven* bedanken sich für die Abkehr von der Zigarette. Man riecht und schmeckt spürbar besser. Das *Essen* wird wieder zum kulinarischen Erlebnis.

Weitere lästige Nebenwirkungen des Rauchens, wie Husten, *fettige Haut*, verstärktes Schwitzen, Gelbfärbung der Zähne und

Finger sowie unangenehmer Mundgeruch, verschwinden ebenfalls nach wenigen Tagen oder Wochen.

Und: Wer sich entschließt, mit dem Rauchen aufzuhören, kann mit einer wieder steigenden Lebenserwartung rechnen. 75 Prozent derjenigen, die mit 45 Jahren aufhören, haben wieder eine normale Lebenserwartung. Und 25 Prozent derjenigen, die mit 65 Jahren aufhören und ein bestimmtes Krankheitsrisiko haben, können hoffen, dass ihre Lebenserwartung wieder steigt.

Haben Sie die Lust am Rauchen verloren, dann informieren Sie sich bei Ihrem Hausarzt über Maßnahmen zum Aufhören.

Hilfen, um mit dem Rauchen aufzuhören

Es ist nie zu spät, mit dem Rauchen aufzuhören. In unzähligen Ratgebern finden Sie Tipps und Kniffe dazu:

- Finden Sie heraus, wie Sie aufhören möchten: schrittweise oder abrupt.
- Notieren Sie sich Gründe, weshalb Sie rauchfrei sein möchten.
- Notieren Sie sich, wann und wie viel Sie rauchen.
- Finden Sie Menschen (Familie, Freunde, Arzt), die Sie in Ihrem Vorhaben unterstützen.
- Vermeiden Sie Langeweile.
- Suchen Sie sich Ausgleichstätigkeiten. Gehen Sie viel an die frische Luft und bewegen Sie sich möglichst viel.

Beginnen Sie aber wirklich zunächst damit, sich einfach der Auswirkungen und Folgen bewusst zu werden; vielleicht verlieren Sie ja dann von heute auf morgen die Lust am Rauchen. Auch Sport kann hierzu viel beitragen, denn sie werden mit steigender sportlichen Betätigung merken, wie es sich widerspricht, jegliche positive Effekte durch das Rauchen wieder zu egalisieren. Denken Sie darüber nach und seien Sie stark.

Senken Sie Ihren Blutdruck

Klingt einfach, wenn ich Ihnen das so vorgebe. Welche Maßnahme Sie genau ergreifen müssen, um ihren Blutdruck zu senken, müssen Sie am besten mit Ihrem behandelnden Arzt klären. Meist betrifft es aber einen oder mehrere der nachfolgenden Punkte:

- Abbau von Übergewicht
- Umstellung der Ernährung (fettarm)
- Steigerung der körperlichen Aktivität
- Verzicht auf Nikotin
- Einschränkung des Kochsalzverzehrs
- Vermeidung von Alkohol
- Abbau von Stress

Ziehen Sie die Fettbremse durch ausgewogene Ernährung

Eine gesunde, kalorienbewusste und ausgewogene Ernährung wirkt sich günstig auf den Bluthochdruck aus und hilft, mögliche Folgeerkrankungen zu verhindern. Hier einige „gesunde Tipps":

- Beim Kochen und Essen den Salzkonsum reduzieren. Kochsalz treibt den Blutdruck in die Höhe. Deshalb: Salz durch Kräuter ersetzen, den Salzstreuer vom Tisch entfernen und auf salzreiche Lebensmittel wie Fertiggerichte, Suppenwürfel, Gepökeltes, Wurstwaren oder gesalzene Knabbereien möglichst verzichten.

- Salzhaltige Getränke meiden. Dazu gehören gesalzene Gemüsesäfte oder natriumreiche Mineralwässer.
- Den Alkoholgenuss stark einschränken. Besser noch: ganz darauf verzichten. Alkohol bewirkt eine direkte Erhöhung des Blutdrucks.
- Wenig tierische Fette essen. Nahrungsmittel wie fettes Fleisch, Eier, Wurst, Käse oder Sahne erhöhen die Fettwerte im Blut (Cholesterin und Triglyceride) und tragen dadurch zur Gefäßverkalkung (Arteriosklerose) bei.
- Pflanzliche Fette und Öle bevorzugen. Sonnenblumen-, Distel-, Oliven- und Rapsöl haben einen hohen Anteil an ungesättigten Fettsäuren. Sie senken das „schlechte" (LDL-)Cholesterin und schützen somit die Gefäße vor Ablagerungen (Arteriosklerose).
- Ballaststoffreiche Nahrungsmittel bevorzugen. Frisches Obst und Gemüse, Vollkornbrot, Kartoffeln, Hülsenfrüchte und Reis gehören zu einer ausgewogenen, vollwertigen Ernährung und halten lange satt. Sie liefern zudem viele Vitamine und Mineralstoffe.
- Wöchentlich zwei Mahlzeiten mit frischem Seefisch einplanen. Fisch enthält spezielle Fettsäuren, die den Blutdruck senken und sich günstig auf Gefäßerkrankungen auswirken können.

Bauen Sie Übergewicht ab

Viele Bluthochdruckpatienten schleppen zu viele Pfunde mit sich herum. Vorbeugen bedeutet deshalb auch, das Gewicht zu reduzieren.

Etwa 80 Prozent aller Bluthochdruckpatienten leiden unter Übergewicht. Damit ist eines ganz klar: Die wichtigste nichtmedikamentöse Maßnahme heißt Übergewicht reduzieren!

Ein paar überflüssige Pfunde abzuspecken gelingt Ihnen am besten durch eine gesunde, ausgewogene Ernährung in Verbindung mit einem regelmäßigen Bewegungsprogramm. Wenn Sie weniger Kalorien aufnehmen, als Sie benötigen, können Sie pro Monat locker ein bis zwei Kilo abnehmen. Schon eine Gewichtsabnahme von fünf Kilogramm senkt den oberen (systolischen) Blutdruckwert um etwa zehn mmHg und den unteren (diastolischen) um fünf. Ein leicht erhöhter Blutdruck kann so allein durch eine Gewichtsabnahme von fünf bis zehn Kilogramm auf Normalwerte gebracht werden. Von aufwendigen Diäten oder radikalen Hungerkuren ist jedoch dringend abzuraten. Zum einen wird die Nährstoffversorgung des Körpers dadurch nicht sichergestellt, zum anderen bewirkt der Jojo-Effekt, dass mühsam abgehungerte Pfunde schnell wieder drauf sind.

Maßnahmen zur Prävention

Körperlich aktiv werden

Fitnesstraining: Ausdauer aufbauen statt Leistung bolzen.

Wer ständig auf der faulen Haut liegt, tut sich und seinem Blutdruck keinen Gefallen. Fitnesstraining heißt aber noch lange nicht, dem Leistungssport zu frönen.

Machen Sie sich „fit for life". Regelmäßige Bewegung kann den Blutdruck günstig beeinflussen. Ideal sind Ausdauersportarten.

Gemäßigter Ausdauersport bringt eine ganze Reihe von Pluspunkten:

- Die Herzleistung verbessert sich, die Blutgefäße werden geweitet, und der Kreislauf stabilisiert sich. Im Ruhezustand sinkt er um bis zu 10 mmHg. Und: Unter Belastung steigt der Blutdruck durch das Training nicht mehr so stark an.
- Das „schlechte" Cholesterin (LDL-Cholesterin) wird gesenkt und das „gute" Cholesterin (HDL-Cholesterin) erhöht. Dadurch verringert sich das Arterioskleroserisiko.
- Überflüssige Pfunde verschwinden schneller.
- Stress kann leichter abgebaut werden.
- Die Leistungsfähigkeit im Alltag wird ebenso gesteigert wie das Selbstwertgefühl.

Wichtig ist, regelmäßig zu trainieren: mindestens zwei bis drei Mal in der Woche etwa 30 Minuten. Bevor Sie mit Sport beginnen, sollten Sie aber unbedingt mit Ihrem Arzt sprechen. Er weiß, welcher Ausdauersport in welchem Ausmaß für Sie am besten geeignet ist.

Wenn Sie mit Sport nichts am Hut haben, sollten Sie dennoch auf regelmäßige Bewegung achten:

- Benutzen Sie die Treppe anstelle des Fahrstuhls.
- Lassen Sie für kleinere Besorgungen auch mal das Auto stehen und steigen Sie aufs Fahrrad um.
- Spaziergänge oder kleinere Wanderungen sollten feste Bestandteile Ihres Wochenablaufs sein.

Für welche Form der körperlichen Betätigung Sie sich auch entscheiden, denken Sie immer daran: Die Dosierung macht's! Sie tun Ihrem Körper nur dann etwas Gutes, wenn Sie allmählich beginnen und sich langsam steigern. Leistungssport und das Anstreben ständiger Höchstleistungen sind nichts für Bluthochdruckkranke. Sie sollen dabei Spaß haben und sich wohlfühlen.

Bloß keinen Stress – lassen Sie los

Den Stress in den Griff bekommen und gelassener werden – denn die Gesundheit geht vor.

Testen Sie sich. Wie sind Sie in solchen Situationen „drauf"?

- Rote Ampeln
- Das Computerprogramm stürzt ab
- Sie wurden geblitzt
- Laute Nachbarn
- In einer Schlange warten müssen
- Problem beim Aufbau des IKEA-Regals

Hektik, Stress, Konfliktsituationen – seelische Belastungen sind im Berufs- und Alltagsleben häufig an der Tagesordnung.

Aber: Sie treiben den Blutdruck in die Höhe und lassen das Herz schneller schlagen. Deshalb ist es wichtig, die Bremse zu ziehen und das Leben ein wenig ruhiger anzugehen. Nehmen Sie sich aber auch mehr Zeit für sich selbst, und schalten Sie öfter mal ab. Und: Phasen der Anspannung sollten Sie immer Phasen der Entspannung folgen.

Es gibt eine Reihe kleiner Hilfen, die Streicheleinheiten für Ihre Seele sind:

- Lernen Sie Techniken, die Ihnen helfen, bewusst zu entspannen, zum Beispiel Autogenes Training, Atemübungen oder Yoga. Volkshochschulen, Krankenkassen und eine Reihe anderer Einrichtungen bieten preiswerte Kurse an.

- Legen Sie sich ein dickes Fell zu: Nehmen Sie sich nicht alles gleich zu Herzen.

- Wenn schon ärgern, dann richtig. Ein reinigendes Gewitter ist besser als ständig dicke Luft.

- Versuchen Sie, Probleme und Konflikte mit dem Verstand und nicht mit dem Gefühl zu lösen.

- Machen Sie nicht Urlaub auf Raten, sondern nehmen Sie ihn am Stück. In drei Wochen erholen Sie sich besser als in drei Tagen.

- Gehen Sie mal wieder in die Sauna – sofern Ihr Arzt nichts dagegen hat. Aber: nicht zu lange und aufs kalte Tauchbad verzichten.

- Gönnen Sie sich ausreichend Schlaf. Vor allem bei hohem Blutdruck ist eine ausgiebige Nachtruhe wichtig, denn normalerweise sinkt der Blutdruck im Schlaf.

- Auch körperliche Aktivitäten tragen dazu bei, Stress abzubauen.

- Lauschen Sie Ihrer Lieblingsmusik oder treffen Sie sich zu einem geselligen Beisammensein mit Freunden – auch das löst Spannungen und trägt zu mehr Ausgeglichenheit bei.

Noch ein paar Fragen zum „Loslassen":

- Wann haben Sie das letzte Mal geweint?
- Ist es Ihnen wichtig, Recht zu haben?
- Fällt es Ihnen schwer, auf Dinge zu verzichten, zum Beispiel auf Ihr Auto, auf Handy oder Schokolade?
- Haben Sie Angst, Ihr Gesicht zu verlieren, wenn Sie aufgeben?
- Fällt es Ihnen schwer, Menschen in ihrer Andersartigkeit zu akzeptieren?
- Können Sie zuhören, ohne zu sagen: „Ich auch"?
- Können Sie Ihren Körper so annehmen, wie er ist?
- Können Sie jemand anderem zuliebe auf etwas verzichten?
- Sind Sie nachtragend?
- Müssen Sie alles aufessen, was auf den Teller kommt?
- Wenn jemand vor Ihnen sehr langsam fährt, werden Sie dann wütend?
- Können Sie zur Tagesordnung übergehen, wenn Sie etwas nicht erledigen können oder etwas nicht finden?
- Was haben diese Fragen in Ihnen ausgelöst?

Auch für die „Coolen" unter uns ist es nicht einfach, loszulassen, sich frei zu machen von Ärger, Ungeduld, Verletzungen und Kränkungen. Es gibt Beziehungen, Dinge oder Gewohnheiten, von denen man sich nicht ohne weiteres verabschieden kann. Die Intensität des Loslassens verändert sich mit dem Grad der Bedeutung und Bewertung, die wir Dingen, Situationen oder Menschen geben. Machen Sie sich mal Gedanken, was wirklich im Leben wichtig ist. Lassen Sie Umstände, die Sie nicht lösen können, so, wie sie sind. Nehmen Sie Dinge hin, wie sie sind. Denken Sie sich: „Das ist nun halt mal so. Man muss alles nehmen, wie es kommt, und das Beste daraus machen." Wenn Sie sich verrückt machen, schaden Sie nur sich selbst und ändern damit gar nichts. Lassen Sie also einfach mal los und kommen zur Ruhe. Denn Gesundheit geht vor. Kein Glück der Welt, kein Geld und keine materiellen Dinge zählen mehr, wenn Sie nicht mehr in der Lage sind, es zu genießen.

Wer Ihnen bei all dem hilft

Wenn die Waschmaschine kaputt ist, holen Sie den Kundendienst. Ihre Steuererklärung macht Ihr Steuerberater, das Auto repariert Ihre Werkstatt, und viele leisten sich sogar eine Putzhilfe.

Wer hilft Ihnen beim Sport und Ihrer Gesundheit? Ich kann Ihnen nur aus meiner Arbeit als Personal Trainer und meiner mittlerweile dreijährigen Berufserfahrung berichten, wie dankbar die Menschen sind, wenn sie auf betreute Art und Weise endlich regelmäßig Sport treiben, sich endlich richtig ernähren, und dies auch noch effektiv und mit körperlichen und gesundheitlichen Erfolgen. Wie sehr sie es aber auch schätzen, dass ihnen jemand am Abend beim Training zuhört und ihnen dann auch noch ab und zu einen guten Lebensrat mit auf den Weg gibt. Ich sehe mich schon lange nicht mehr nur als Fitnesstrainer, sondern für mich hat das Wort „Personal" in meiner Berufsbezeichnung wirklich einen tieferen Sinn, denn darin steckt die Person, die bei mir nach Hilfe sucht. Ein Personal Trainer ist wie ein Life-Assistant: Er gibt Lösungen, hilft und motiviert, baut auf und lenkt ab, was Sie, Ihren Sport, Ihre Gesundheit und damit auch Ihr Leben betrifft, damit Sie ab und zu mal loslassen können. Denken Sie mal darüber nach, ob nicht auch Sie diese Hilfe für Ihren Alltag, für sich und Ihre Gesundheit in Anspruch nehmen wollen.

MEIN HERZINFARKT

von B. Michael Andressen

Am Anfang war ich einfach nur im Schulter-/Nackenbereich verspannt. Kein Wunder, ich war ja auch ein paar hundert Kilometer im offenen Auto über die Autobahn gefahren und hatte ein ziemlich anstrengendes Event hinter mir.

Als ich nach zwei Tagen immer noch Verspannungen hatte, ging ich – gegen meine Gewohnheit – abends in ein Krankenhaus in der Nähe. Diagnose: Verspannungen. Ich bekam eine Spritze und wurde wieder nach Hause geschickt. Die Spritze half nicht, also suchte ich am nächsten Vormittag meinen Hausarzt auf, der mir ebenfalls eine Spritze gegen die Verspannungen verabreichte. Nachdem bis zum Nachmittag die Schmerzen noch nicht nachgelassen hatten, rief ich den Arzt an und erhielt als Antwort, ich solle am nächsten Morgen wiederkommen.

Doch so weit kam es nicht mehr. In den frühen Morgenstunden des 30. April wachte ich vor lauter Schmerzen im gesamten Oberkörper auf. „Verdammt, jetzt bist du so verspannt, dass dir alles weh tut." Wie in Trance zog ich mich an. Ich hatte nur den einen Gedanken: „Du darfst dich jetzt nicht hinlegen, du musst dich bewegen" – abgesehen davon wusste ich auch nicht mehr, wie ich sitzen, liegen oder sonst was konnte. Es ging nicht anders, ein Notarzt musste kommen. Zu meinem großen Glück war es ein Kardiologe, der sofort den Ernst der Situation erkannte und mich ins nächste Krankenhaus fuhr und ein EKG machen ließ. Das Ergebnis war klar – nur für mich nicht. Durch die Spritzen, die er mir zu Hause noch verabreicht hatte, fühlte ich mich so gut, dass ich ins nächste Krankenhaus auch noch gelaufen wäre. Nachdem mir dort ein Herzkatheder gelegt worden war und das Ergebnis eindeutig war, fangen meine Erinnerungen an, zu verblassen. Ich erinnere mich noch an die Erklärung des Arztes, wonach die Aorten beinahe verschlossen waren und dass ich operiert werden müsste. Dann war da noch die Fahrt ins Herzzentrum in München mit dem Krankenwagen und irgendwann eine aufgeregte Person, die mit Zetteln winkend angerannt kam und die üblichen Unterschriften forderte – dann war ich weg.

Wann auch immer wachte ich auf, hatte Durst und immer noch den Tubus. Dann war ich wieder weg.

Irgendwann war ich wieder unter den Lebenden – als Häufchen Elend – und mir in keiner Weise bewusst, was eigentlich geschehen war. Erste Erklärungen folgten: Um an die verengten Stellen heranzukommen, musste das Brustbein auf der ganzen Länge aufgesägt und der Brustkorb mit einem Rippenspreizer auseinandergehalten werden. Dann wird man an die Herz-Lungen-Maschine angeschlossen, die vorübergehend die Funktion des Herzens übernimmt. In einer vierstündigen Operation bekam ich drei Bypässe.

Die erste Zeit nach der Operation war grauenvoll. Der Brustkorb tat höllisch weh, ich war zu schwach, mich zu waschen, mich zu bewegen und mich mit dem Herzinfarkt und seinen Ursachen auseinanderzusetzen.

Ich hatte weder Übergewicht, noch war ich Raucher, noch habe ich mir jemals viel aus Alkohol gemacht, und eine familiäre Disposition lag bei mir auch nicht vor. Ich hatte einfach in den vergangenen Jahren zu viel Stress gehabt.

Zehn Tage nach der Operation kam ich in die Reha, konnte keinen Hosenknopf zumachen, keine Zahnpastatube aufdrehen, durfte keine Treppen steigen, nicht schnell gehen und wurde der „Hockergruppe" zugeteilt, in der es zum Beispiel darum geht, im Sitzen ein Bein oder einen Arm zu heben. Nach 14 Tagen schaffte ich auf dem Ergometer noch immer nur 25 Watt, ein Widerstand, den man als Gesunder nicht mal spürt – ich brauchte jedoch nach zehn Minuten erst einmal eine Stunde Schlaf.

Heute bin ich bei 150 Watt. Eine Leistung, die ich mir zu dem Zeitpunkt absolut nicht vorstellen konnte. Ich war „herzkrank" und würde es für den kurzen Rest meines Lebens bleiben. Vielleicht hin und wieder mal ein kleiner Spaziergang – aber keine großen Anstrengungen, keine Reisen, keine Partys und kein Vergnügen mehr.

Und doch merkte ich, dass es von Tag zu Tag etwas besser ging.

Nach drei Wochen Reha war die Schonzeit beendet. Der Alltag hatte mich wieder. Allerdings hatte ich noch immer das Gefühl, im falschen Film zu sein – ein Gefühl übrigens, das ich heute noch habe, wenn ich an den Herzinfarkt denke.

Ich denke, dass für meinen Hund damals eine unglaublich schöne Zeit begann, denn noch nie durfte er so viel Gassi gehen wie in den folgenden Monaten. Zuerst waren es kurze Wege, die lange dauerten, dann wurden sie länger, und ich wurde schneller und mutiger. Während ich anfangs noch bemüht war, mich im Umkreis unserer Wohnung zu bewegen, wo mich die Leute kannten und mir gegebenenfalls helfen konnten, folgten Wege mit Bänken, damit ich mich notfalls mal hinsetzen konnte, und dann war ich auf einmal so weit, dass ich einfach mit dem Hund losging und stundenlang unterwegs war – kreuz und quer. Ich hatte zu dieser Zeit schon einen ungeheuren Bewegungsdrang entwickelt und ständig Verlangen nach frischer Luft – was sich bis heute nicht geändert hat.

Nach rund acht Monaten genügten die täglichen Spaziergänge mit dem Hund nicht mehr – ich brauchte mehr. Es kam und kommt mir immer so vor, als müsse ich jetzt alles an Bewegung und sportlichen Aktivitäten nachholen, die ich als Kind und Jugendlicher gefürchtet und als Erwachsener immer gemieden hatte.

Doch davon mehr in diesem Buch, von dem ich im Sommer 2004 nicht einmal geahnt hätte, dass es jemals entstehen würde.

2) TRAINING FÜRS HERZ

Sport nach dem Herzinfarkt

Es ist geschafft, man hat es überlebt, hat den Leidensweg der rehabilitativen Maßnahmen hinter sich gelassen. Man ist nun wieder so weit auf dem Dampfer und blickt dem Leben voller Zuversicht und aus einem anderen Blickwinkel entgegen. Doch wie geht es nun gesundheitlich und körperlich weiter? Ändere ich Gewohnheiten und entsage risikoreichem Gesundheitsverhalten? Das wäre in der Tat der erste notwendige Schritt, das weiß man – oder sollte es spätestens zum jetzigen Zeitpunkt wissen. Gesünder essen, das Rauchen aufgeben, keinen Alkohol mehr trinken – zumindest vorerst – und vielleicht auch ein wenig die Psyche pflegen. Loslassen vom Alltagsstress, relaxter werden, cooler sein. Es gibt eine Methode, die bei all dem hilft, vielfach bewährt und – selbstverständlich wissenschaftlich erwiesen – allumfassend Gesundheit bringend: Sport, auch körperliche Betätigung genannt.

Es muss nicht gleich ein Marathon sein, man sollte sich auch mit dem ersten Mal Skifahren noch Zeit lassen. Die Problemzone Herz will jetzt erst mal keinen unnötigen, zu frühen Stress, sondern langsam an intensivere Belastungen als die des Alltags herangeführt werden. Und das nennt man Training. Training fürs Herz.

Positive Auswirkungen des Herz-Kreislauf-Trainings auf Herz, Körper und Geist

Genauso wie sich Ihr Herz vor dem Herzinfarkt an eine möglicherweise bewegungsarme, stressige, nahrungbedingt ungesunde Lebensweise angepasst hat, so passt sich das Wunderwerk Körper auch sehr effektiv und schnell an eine positive körperliche Beanspruchung an. Gerade das Herz-Kreislauf-System ist da schnell bei der Sache. Schon ein geringes Maß an Mehrbewegung im Vergleich zum Nichtstun lässt den Körper quasi aufhorchen und bringt rasche Veränderungen. Das Maß der Veränderungen heißt: Verbesserung der Herz-Kreislauf-Fitness in sinnvoll gesteuerten Schritten durch Training. Erst der tägliche Spaziergang, dann wird er zum Walking, jetzt bereits schon in Sportschuhen, und schließlich sitzt man auf dem Radergometer zu Hause oder im Fitnessstudio, und schon kann man sich als Freizeitsportler bezeichnen.

Aber was genau passiert wenn ich mein Herz-Kreislauf-System oder meine Fitness, Ausdauer und Kondition trainiere? Ich trainiere alle Parameter und körperlichen Einflussfaktoren, die damit zusammenhängen und deren gesamtheitliches Training zur Verbesserung des Körpergefühls, des Wohlbefindens und zur Steigerung der körperlichen Leistungsfähigkeit führt.

Auswirkungen regelmäßigen Ausdauertrainings im Überblick

Ausdauertraining bewirkt präventive Gesundheit und hat stabilisierende Effekte:

- Senkung des peripheren Gesamtwiderstandes
- Senkung der Sympathikusaktivität
- Erhöhung der Vagusaktivität
- Senkung des systolischen und diastolischen Blutdrucks
- Senkung der Herzfrequenz und des Blutdruck-Herzfrequenz-Produktes
- Senkung des myokardialen Sauerstoffbedarfs
- Vergrößerung des myokardialen Sauerstoffangebots
- Ökonomisierung der Herzarbeit
- Antiarrhythmischer Effekt

Ausdauertraining bewirkt Anpassungsreaktionen im Bereich der Skelettmuskulatur = periphere Adaptation:

- Zunahme des Myoglobins
- Vergrößerung des intramuskulären Glykogendepots (Kohlehydratspeicher)
- Zunahme der Aktivität von aeroben Enzymen
- Verbesserte Kapillarisierung
- Daraus folgt ein verminderter peripherer sympathischer Antrieb auf das Herz.

Ausdauertraining wirkt präventiv und rehabilitativ günstig auf den Metabolismus (gewichtabbauende Prozesse):

- keine Gewichtszunahme
- Gewichtsabnahme bei Übergewicht
- psychische Entspannung
- günstige Beeinflussung metabolischer Störungen, zum Beispiel des „metabolischen Syndroms"
- Erhöhung der zellulären Insulinsensitivität und Verbesserung der Glukosenutzung
- Minderung der Risikofaktoren der Arteriosklerose mit Verbesserung des HDL/LDL-Quotienten

Was aber eigentlich viel wichtiger ist ...

Ich möchte nicht nur über faktische, biologische Auswirkungen sprechen beziehungsweise schreiben. Nein, das sind lediglich sehr positive Begleiterscheinungen. Was viel wichtiger ist, sind die positiven Empfindungen psychischer und physischer Art, die ein effektives Herz-Kreislauf-Training mit sich bringt. Da ist zum Beispiel ein Gefühl von gesteigerter Vitalität, ein verbessertes Körpergefühl, da man irgendwie spürt: Es passieren positive Dinge im Körper, die sich als allgemeines Wohlbefinden äußern. Man merkt einfach den Unterschied zu vorher, und auch das befriedigt einen sehr. Man hat ein gutes Gewissen, da man nun endlich etwas für sich und seine Gesundheit unternimmt, und kann den immer wiederkehrenden ermahnenden Gedanken, ein wenig gesünder und körperlich aktiver zu leben, ad acta legen. Wieder eine Sorge weniger!

Mehr im Leben zu stehen, mehr soziale Kontakte zu haben, also mehr ein gut funktionierender Teil der Gesellschaft zu sein, sind weitere Nebenwirkungen. Wenn Sie noch mehr oder anderes Positives durch Ihr Sporttreiben erfahren haben, rufen Sie mich an. Aber ich denke, es ist ohnehin schon eine ganze Menge, nun vitaler, gesünder und damit zufriedener und glücklicher durchs Leben zu gehen.

Das aktive Herz-Kreislauf-Training
Bewegung – Dynamik – Sport

Die ersten Schritte zurück zum Sport

Ab wann ist es Sport? Eigentlich ab den ersten Metern aktiver Bewegung, die zur Verbesserung eines aktuellen Zustandes führen, kann man es als Sport oder Training bezeichnen. Und dies gilt es nach dem Herzinfarkt mit Bedacht und viel körpereigenem Einfühlungsvermögen anzugehen. Ich sollte mich nicht gleich in einem Anfall von übersteigertem, falschem Ehrgeiz oder neu gewonnener Lebenslust an die 21 Kilometer lange Halbmarathonstrecke wagen, sondern ich fange vielleicht mit einem täglichen Spaziergang von ein paar Metern an, danach wird es eine immer längere Strecke, bis ich das Verlangen habe, diese Strecke etwas schneller zu schaffen. Ich gehe erst mal spazieren – also schreibt mein Trainingsplan den tagtäglichen Spaziergang vor.

Führen Sie ruhig Tagebuch über Ihre Lauferlebnisse und fügen dann Zeiten hinzu – und schon haben Sie Ihre erste eigene Trainingsplanung beziehungsweise Leistungsdiagnostik erstellt. Wenn Ihr Arzt dann regelmäßig Ihren sich verbessernden Blutdruck misst – beziehungsweise Sie machen das ja auch selber zu Hause –, dann können Sie dies eins zu eins ihren Trainingsbemühungen gegenüberstellen. Ein Muss ist dies aber nicht, denn wenn Sie sich immer besser fühlen und sich auch Ihre Herzfunktionen stetig verbessern, dann ist das, was Sie tagtäglich für sich tun, effektiv.

Worauf sollte es also zum Beginn körperlicher Aktivität ankommen? Nachfolgend Ihre ersten Schritte, die man durchaus schon als Trainingsziele bezeichnen kann.

Erstes Trainingsziel: Sich wohlfühlen

Bei allem, was sie nun zur Steigerung Ihrer körperlichen Leistungsfähigkeit für sich unternehmen, steht folgende Devise an erster Stelle: Sie müssen sich dabei wohlfühlen, denn nur dann vermeiden Sie, sich zu früh zu überlasten. Wenn ich meinen Spaziergang nur mit absoluter Kurzatmigkeit, also Sauerstoffmangel und Pulsrasen, schaffe, dann fühle ich mich sicherlich nicht wohl dabei und schade mir mehr, als ich mir helfe. Sie sollen also zunächst Spaß an der Bewegung finden, die frische Luft genießen und spüren, wie sie Ihre Lungen füllt, sich an der Natur und dem „Mit-sich-selbst-Sein" erfreuen, und Sie werden merken, wie schnell Ihre anfangs noch mühsame „Hausstrecke" immer schneller zu Ende geht.

Zweites Trainingsziel: Sich besser fühlen

Dies ist weniger ein Trainingsziel als eher ein Effekt von körperlicher Bewegung. Schon nach wenigen Tagen an der frischen Luft werden Sie merken, dass Sie sich merklich besser fühlen. Vielleicht schlafen Sie schon besser, sind geistig entspannter oder unternehmenslustiger. Sie spüren, wie Ihr Körper aufgewacht ist und nun nach Bewegung verlangt. Das empfinden Sie übrigens auch als Nachteil, nämlich wenn Sie dem Körper die begonnene Bewegung wieder entziehen. Manch einem geht dann „irgendwie etwas ab", man wird wieder unausgelasteter und reizbarer und fühlt sich nicht mehr so gut. Das trifft aber natürlich auf Sie nicht zu, denn Sie bleiben am Ball, Sie sind dabei, ein positives Körpergefühl und Körperbewusstsein zu entwickeln, und fühlen sich einfach besser.

Drittes Trainingsziel: Sich fitter fühlen

Auch dies ist eine logische Konsequenz, und sobald dies der Fall ist, haben Sie das Trainingsziel bereits erreicht. Sie erinnern sich: Der Körper passt sich an regelmäßige Bewegung an und ist in der Lage, das gegebene Maß an körperlicher Anstrengung und Bewegung mit immer weniger Aufwand zu bewältigen. Sie werden immer mehr merken: „Hey, ich könnte länger oder schneller laufen!" Also tun Sie es, solange Sie sich dabei wohl fühlen. Also: immer ein bisschen länger laufen oder mal das Schritttempo erhöhen. Jetzt könnte auch der Zeitpunkt kommen, dass Sie auf die Uhr schauen und feststellen, dass Sie die gleiche Strecke in kürzerer Zeit zurückgelegt haben. Oder wenn Sie zu denen gehören, die sich nach dem Herzinfarkt eine Pulsuhr zugelegt haben, werden Sie sehen, dass Ihr Puls bei gleicher Belastung die Werte zu Beginn Ihrer Sportkarriere nicht mehr erreichen kann.

Erste messbare Ergebnisse

Welche Werte können wir hier heranziehen? Zum einen die Zeit, die Sie für Ihren Spaziergang brauchen, zum anderen Ihren Puls. Sie haben bestimmt von Ihrem Arzt eine Vorgabe erhalten, welche Pulsfrequenz Sie bei körperlicher Belastung nicht überschreiten sollten. Das haben Sie befolgt und merken nun, dass Sie auch bei zügigem Gangtempo nicht mehr an diesen Wert herankommen. Dieser vorgegebene Puls markiert jedoch die maximal mögliche Trainingsherzfrequenz, und je länger Sie in der Nähe dieses Maximalpulses Bewegung treiben, desto besser wird Ihr Trainingseffekt. Wenn sie nun weit darunter liegen, müssen Sie, vorsichtig ausgedrückt, ein wenig Gas geben, denn das, was Sie bereits leisten können, schafft der Körper mittlerweile, ohne sich noch groß anstrengen zu müssen. Das bedeutet: Sie würden in puncto Leistung stagnieren.

Wenn Sie also das Haus für Ihren Spaziergang verlassen, nehmen Sie sich vor, dieselbe Strecke heute um fünf oder zehn Minuten schneller zu gehen beziehungsweise so zu gehen, dass Ihr Puls wieder an höhere Werte herankommt. Sie werden dabei lernen, beide Parameter ins Verhältnis zu setzen und zu steuern. Auch wird sich Ihr Laufstil mit der Zeit verändern. Sie werden nicht mehr gemütlich vor sich hingehen, sondern sie werden immer zügiger Ihre Schrittfrequenz erhöhen. Nun müssen Sie auch die Arme aktiv zu Ihrer Laufbewegung einsetzen, und die Atmung wird etwas schneller. Sie bewegen sich dynamischer, aber Ihr Puls ist immer noch im grünen Bereich, und Sie fühlen sich wohl. Sie sind beim aktiven Training mit Herz angekommen.

Leistungsziele und der Gang zum Fachmann

An dieser Stelle ist es wichtig zu wissen: Ob Sie laufen oder Fahrrad fahren, liegt bei Ihnen. Beides ist sehr gut geeignet, weil genau dosierbar in puncto Geschwindigkeit, Pulsentwicklung und Atemfrequenz. Liegen Sie zum Beispiel mit Ihrer Atmung bei vier bis sechs Schritten laufend oder vier bis sechs Pedalumdrehungen radelnd pro Atemzug – wobei dies nur Schätzungen sind und die individuelle Komponente ausschließen –, sind Sie im grünen Bereich und haben keinen Sauerstoffmangel, ein Zustand, den Sie nicht erreichen sollten, denn dann sind Sie über Ihrem vorgegebenen Maximalpuls, und Ihr Herz muss zu viel Arbeit verrichten, um den Körper mit Sauerstoff zu versorgen. Also lieber das Fahrrad den Anstieg langsam hinaufschieben oder am Berg einen Gang runterschalten oder die Schrittfrequenz reduzieren. Das Gleiche gilt übrigens auch bergab. Mit fortschreitendem Training wird sich Ihr Herz-Kreislauf-System verbessert haben, Ihr Herz ist nun kräftiger, und Ihr Leistungsvermögen hat sich verbessert. Sie schaffen immer höhere Belastungen mit niedrigerem Puls. Das verändert natürlich auch Ihr weiteres Training. Sie sind jetzt an einem Punkt angekommen, der sich pulsorientiertes Ausdauertraining nennt.

Betreutes Training

Jetzt kommen Faktoren wie die Trainingshäufigkeit, die Regelmäßigkeit und die optimale Pulssteuerung hinzu. Das heißt, Sie sollten sich zusätzlich zu Ihrem Arzt als Ihrem medizinischen Kontrollmedium nach einer fachlichen Betreuung für Ihr Training umschauen. Dies kann ein Fitnessstudio mit Betreuung durch qualifiziertes Fachpersonal sein – oder ein ausgebildeter Personal Trainer. Der Vorteil beim Personal Trainer ist, dass er Sie persönlich immer besser kennenlernt und motiviert, was entscheidende Faktoren für Ihr Training sein können. Er steht auch mit Ihrem behandelnden Kardiologen in Kontakt und orientiert sich an den gesundheitlichen Vorgaben Ihres Arztes, bewertet mit ihm Fortschritte und plant dementsprechend Ihr Training immer wieder aufs Neue. Und Sie können ihn auf Ihre „Hausstrecke" mitnehmen.

Aber auch für das „normale" Training im Studio sind eine Konsultation und eine dementsprechende Überweisung des Arztes mit Angaben zur maximaler Herzfrequenz für das Herz-Kreislauf-Training und Kontraindikationen notwendig. Ein fürsorgliches, qualifiziertes Fitnessstudio wird sie ohne das Okay Ihres Arztes nicht trainieren lassen.

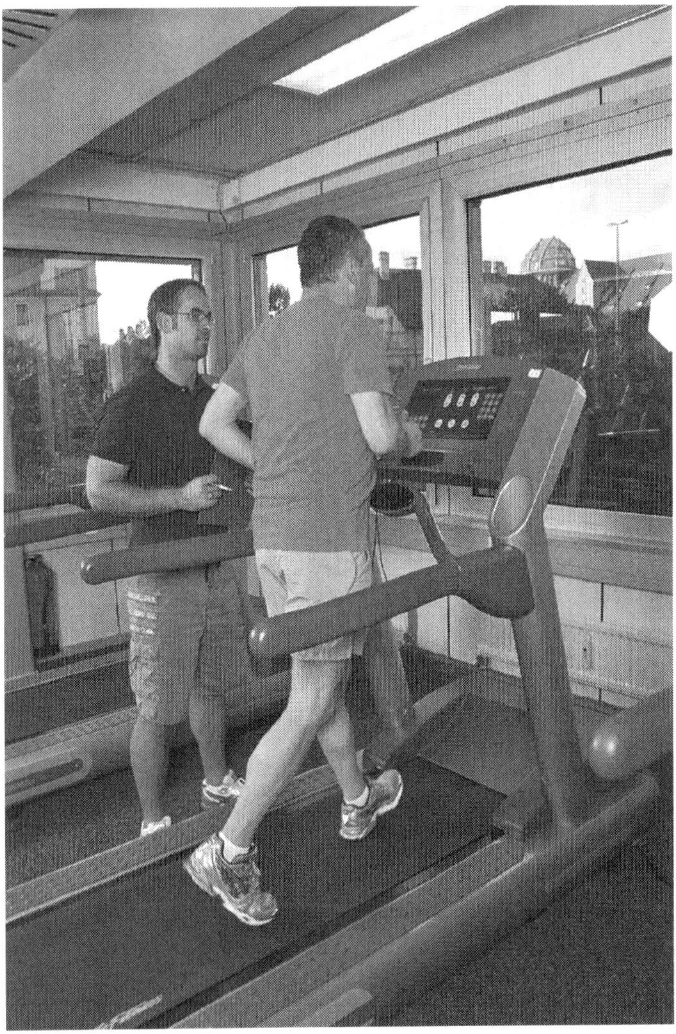

Das Herz-Kreislauf-Training

Der Puls – mein Drehzahlmesser

Nachfolgend gehen wir davon aus, dass Sie entweder im Studio trainieren, wo Ihnen auch nicht jedes Mal ein Trainer zur Verfügung steht, oder zu Hause auf dem Fahrradergometer oder dem Laufband trainieren, oder Ihren Sport alleine outdoor betreiben. Es zeigt sich nun, ob Sie gelernt haben, wie Sie Ihr Herz belasten und sich beim Training verhalten sollten, um zum einen den höchstmöglichen Trainingseffekt zu erzielen und zum anderen Ihr Herz und Ihre Fitness weiter schonend aufzubauen. Hierzu müssen sie zwei Dinge im Griff haben: Ihren Puls – und sich selbst!

Befassen wir uns zunächst mit Ihrem Puls, dann mit Ihnen.

Der Puls – die Herzfrequenz – gibt an, wie oft Ihr Herz schlagen muss, um den gesamten Körper mit Blut zu versorgen. Meist wird der Puls in Schlägen pro Minute definiert, und so machen das auch wir. Das heißt: Ihr Herz darf während des gesamten Trainings, bezogen auf Ihren jeweiligen Fitnesslevel, einen bestimmten Wert nicht übersteigen. Ihr Puls bestimmt also die Intensität des Trainings. Er ist der Gradmesser der Anstrengung in erster Instanz. Sicherlich werden Sie – und das sollen Sie auch – mit der Zeit ein Gefühl dafür entwickeln, wie hoch Ihr Puls gerade ist, und das ist auch das Ziel: dass Sie ohne Pulskontrolle Ihren optimalen Trainingsbereich erreichen, in dem Sie maximal effektiv, aber auch maximal herzschonend trainieren. Hierzu später noch wichtige Kontrollmedien.

Wie schnell darf mein Herz maximal schlagen?

Ungeachtet Ihrer eigenen Empfindungen sollten Sie sich als Allererstes an die Vorgaben Ihres Kardiologen und/oder Arztes halten. Er ist die übergeordnete Instanz, der Sie vertrauen können, der Ihren medizinischen Befund und Ihre Kontraindikationen kennt und der zum jetzigen Zeitpunkt Ihr Leistungsvermögen am besten einschätzen kann. Er gibt Ihnen genau vor, welche Herzfrequenz Sie bei gezielten Belastungen nicht überschreiten dürfen. Halten Sie sich an diese Vorgabe, dann sind Sie auf der sicheren Seite.

Bevor Sie also in die weite Welt hinausmarschieren oder zu Hause das Fahrradergometer malträtieren oder sogar bereits den Gang ins Fitnessstudio antreten, müssen Sie einen Wert für Ihre maximal zulässige Herzfrequenz von Ihrem Arzt in den Händen halten, an den Sie sich zunächst halten müssen. Dies sollte in schriftlicher Form als Befund oder als Attest für das Fitnessstudio vorliegen. Werden Sie im Fitnessstudio ohne einen solchen „Freifahrtschein" vorstellig, wird man sie erst mal wieder zum Arzt schicken.

Wie kontrolliere ich meinen Puls?

Aldi hat ihn, Tchibo hat ihn, und im Fitnessstudio gibt es ihn auch: den Pulsmesser. Das ist zum einen die Uhr fürs Handgelenk, der Empfänger, und der sogenannte Brustgurt, der Sender. Dieser misst über die Haut im Millivolt-Bereich den elektrischen Impuls, der bei jedem Herzschlag über die Haut fließt, und gibt diese Information an die Uhr weiter. Trainieren Sie im Studio an den Ausdauergeräten, dann brauchen Sie zumeist die Uhr nicht, da in die Geräte ein Empfänger eingebaut ist und diese Ihren Herzschlag im Display anzeigen können.

Diese Geräte kosten in der Aldi- und Tchibo-Variante zwischen 9,99 und 29,99 Euro. Die Differenz zu den professionellen Einsteigermodellen von Polar, die bei 49,95 Euro (der Brustgurt ist immer mit dabei, sonst funktioniert es nämlich auch nicht) beginnen, sollte unbedingt investiert werden – aus Gründen der Funktionalität, der Qualität, des Services und der Garantie. Nach oben gibt es preislich Grenzen, aber man kann auch hier eine Menge Geld für vielerlei Funktionen ausgeben, die Sie im

Moment wahrscheinlich noch gar nicht benötigen. Für Sie dürfte ein Modell genügen, das den Herzschlag misst, bei dem man Maximalwerte und Pulsbereiche eingeben kann und das Ihnen auch noch die Uhrzeit angibt.

Wichtig wäre jedoch die Unterscheidung in codierte und uncodierte Uhren. Die uncodierte Uhr genügt, wenn Sie alleine in der freien Natur laufen, walken oder radeln. Die codierte Variante benötigen Sie im Fitnessstudio, denn die misst hierbei nur den Herzschlag, der von Ihrem Brustgurt kommt, und nicht den vom Marathonläufer neben Ihnen auf dem Laufband.

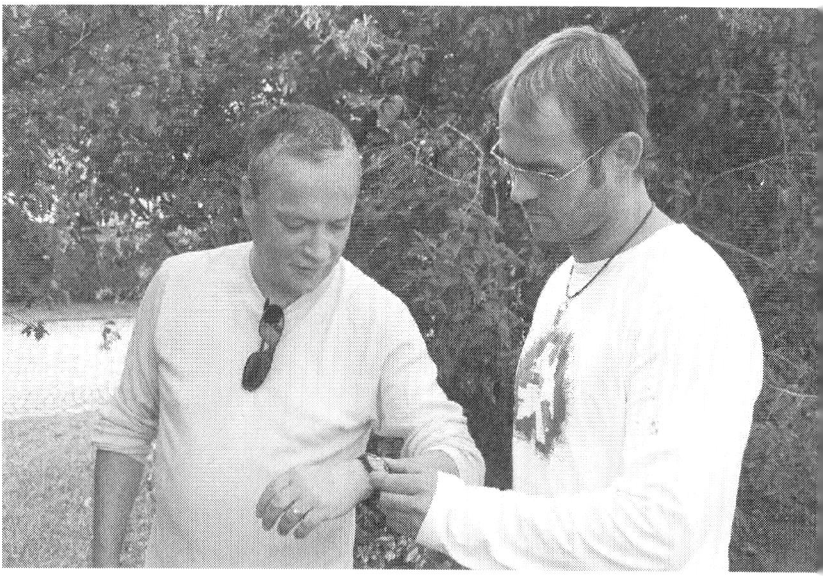

Die Berechnung der Herzfrequenz

Über die Vorgabe Ihres Arztes hinaus gibt es die Möglichkeit, mithilfe eines qualifizierten Trainiers oder Sportarztes Ihren optimalen Pulsbereich zu bestimmen. Hierzu können Sie in ein Leistungszentrum gehen oder ein Fitnessstudio aufsuchen. Noch einmal zur Erinnerung: Nicht das ärztliche Attest vergessen! Es geht jedoch nicht nur um den Wert des Herzschlages beim Austesten Ihrer maximal erlaubten Herzfrequenz, sondern auch um Ihr körperliches Empfinden bei körperlichen Anstrengungen, das Ihnen zeigen soll, ob Sie sich und Ihr Herz überlasten oder ob Sie ruhig einen Zahn zulegen könnten, um weitere Fortschritte zu machen.

Vorsicht bei „200 minus Lebensalter"

Vorsicht ist auf jeden Fall bei Folgendem geboten. Wer immer Sie mit der Berechnung der maximalen Herzfrequenz mittels der Formel „200/220 minus Lebensalter" abspeisen will, ist nicht qualifiziert genug, Sie bei Ihrem Training zu betreuen. Diese Berechnung ist zu ungenau und schließt jegliche individuellen Komponenten, wie Empfindung, Körperreaktionen und Erscheinungsbild, aus. Wissenschaftliche Formeln erlangen erst Gültigkeit bei einer Varianz von weniger als fünf Prozent, das heißt, die wissenschaftliche Erhebung muss bei mindestens 95 Prozent aller getesteten Personen zutreffen, um Gültigkeit zu erlangen. Bei der oben genannten Berechnung der Herzfrequenz lag dieser Wert bei 65 Prozent! Deswegen werden Sie immer einen Pulsbereich erhalten, der zum Beispiel bei 125 bis 140 liegt. Das ist nicht sehr genau, nicht wahr? Und genau da liegt die Gefah: Für Sie können zehn bis 15 Schläge höher noch – oder schon – zu viel sein.

Das Empfinden entscheidet in jedem Training neu

Nein, Ihr Puls ist das Eine und steht zunächst über allem anderen, aber das Andere sind Sie. Sie haben nun Ihren korrekt vorgegebenen oder ermittelten Pulswert und fangen mit dem Training an. Und mit den ersten Metern müssen Sie lernen und beginnen Folgendes zu tun: Hören Sie auf Ihren Körper, lernen Sie, Empfindungen zu deuten, und beobachten Sie sich beim Training im Hinblick auf Atmung und Leistungsfähigkeit. Achten Sie auf Ihr Gefühl, ob Sie die Belastung als angenehm oder unangenehm empfinden und wie frei Sie beim Training im Kopf sind – und entspannen Sie sich auch dabei. Lernen Sie auch Ihre Tagesform einzuschätzen. Sie werden nach einem anstrengenden Tag keine großartigen Leistungssteigerungen erwarten können.

Übrigens trainiere ich mit einer Klientin, die tagsüber an freien Tagen weniger zu leisten vermag als am Abend, wenn sie direkt aus der Arbeit kommt und sozusagen noch unter Spannung steht. Der Arbeitstag hat sie also optimal für das Training „aufgewärmt". Was ich damit sagen will, ist Folgendes: Sie müssen jedes Training als eine separate Trainingseinheit unter unterschiedlichen Voraussetzungen neu anpacken. Hören Sie auf sich, wenn Sie sich steigern wollen, und probieren Sie es aus, aber kontrollieren Sie sich fortwährend dabei. Gehen Sie umgekehrt mit der Intensität runter, wenn Sie merken: „Heute geht nicht so viel wie beim letzten Training." Ein guter Personal Trainer wiederum ist in der Lage, aufgrund Ihres Erscheinungsbildes, Ihrer Stimmungslage und Ihrer direkten Trainingswerte Sie in jedem Training so zu steuern und „einzustellen", dass Ihr Körper auf seine Kosten kommt und Ihr Trainingsziel erreicht wird. Ich selber kenne die Trainingseinheiten nur zu gut, bei denen ich mich selbst auf das Ausdauergerät prügeln muss und nach zehn Minuten merke: „Jetzt habe ich mich frei gelaufen, und ich laufe wie am seidenen Faden."

Wie sich das bei Michael (Achtung Michael! Jetzt kommst Du das erste Mal ins Spiel) abgespielt hat, werde ich Ihnen im Rahmen seiner Trainingsplanung im nächsten Kapitel erläutern.

Pulskontrolle – und wie es sich anfühlen muss

Hier noch einmal die wichtigsten Parameter für Sie zur Kontrolle des Trainings und zur richtigen Selbsteinschätzung Ihrer eigenen Person in den einzelnen Trainingseinheiten im Fitnessstudio und/oder beim Bewegungssport an der frischen Luft:

▸ Auf den Puls achten

Überschreiten Sie zu Beginn nie den Ihnen vorgegebenen Maximalpuls. Steigern Sie Ihr Pulsniveau nur in Absprache mit Ihrem Arzt oder Ihrem Trainer im Fitnessstudio. Jedoch werden Sie mit der Zeit lernen, genau das in Eigenregie zu bewerkstelligen, wenn sie ...

▸ Auf die Atmung achten

Sind Sie kurzatmig und haben das Gefühl, nicht mehr lange durchzuhalten, dann sind Sie dabei, sich zu überlasten, und dann wird auch Ihr Puls nicht mehr im grünen Bereich sein. Merken Sie allerdings, das Sie mit der Zeit bei Ihrem Maximalpuls noch in der Lage sind, ohne Luft zu holen Gedichte aufzusagen, dann könnte der Zeitpunkt gekommen sein, dass Sie schneller laufen müssen, um wieder an Ihre Pulsgrenze heranzukommen und wieder den maximalen Trainingseffekt zu erreichen. Kurz gesagt: Sie sind fitter geworden, wenn Sie die gleiche Anstrengung mit weniger Atmungsarbeit und Herzschlägen verrichten können.

▸ Auf Empfindungen und Körperreaktionen achten

Das Training soll anstrengend, aber noch angenehm sein. Angenehm heißt: nicht zu leicht, aber auch nicht zu schwer, angenehm eben. Es soll Sie fitter machen und das Herz stärken. Beides hat nichts mit Überlasten oder Unterfordern zu tun. Beim Ausdauersport erreichen Sie genau diesen Zustand, wenn Sie, so wie es Sportler bezeichnen, „ in the zone" sind, „wie am Faden" dahinlaufen oder -radeln, beziehungsweise diesen „Tunnelblick" entwickeln, bei dem die Belastung in den Hintergrund rückt und Sie im optimalen Trainingsbereich entspannen, die besten Ideen für die Arbeit entwickeln oder andere – hoffentlich positive – Gedanken haben, die Sie von der Belastung ablenken.

Dies passiert meist, wenn Sie den Rhythmus gefunden haben. Körperlich bedeutet das, dass der Körper vom Stoffwechsel her erst mal auf erhöhte Herz-Kreislauf-Tätigkeit umschalten muss. Dann setzt der sogenannte „Second Wind"-Effekt ein. Ich bin auf einmal im Rhythmus, die Anstrengung lässt sich leichter aushalten und wird dadurch angenehmer. Auch mein Herz hat seinen Rhythmus gefunden! Jetzt aber nicht auf dem Laufband das Tanzen anfangen!

Körperliche Empfindungen, die Sie bei Ihrem Tun beeinflussen sollten, sind natürlich Schmerzen, insbesondere am Herzen und solche, die mit der Atmung zusammenhängen. Sie müssen gelernt haben, auf Signale Ihres Herzens, das Engegefühl der Angina Pectoris und die beginnende Luftnot bei Überlastung zu achten. Und: Seien Sie ehrlich zu sich und hören Sie lieber auf. Mit anderen Worten: Wenn Sie zweifeln, ob Sie die momentane Anstrengung nicht besser abbrechen sollten, dann tun Sie es und melden sich bei Ihrem Trainer!

Eine weitere Körperreaktion und gleichzeitig ein Gradmesser körperlicher Anstrengung ist das Schwitzen. Untrainierte Menschen schwitzen bei leichten Belastungen stärker als trainierte Menschen. Trainierte Menschen schwitzen bei hohen Belastungen mehr, da sie eine bessere Wärmeregulierung besitzen – ganz abgesehen davon, dass untrainierte Menschen meist nicht an hohe Belastungen heranreichen. Es gibt aber auch Menschen, die von Natur aus mehr oder weniger schwitzen. Auf jeden Fall ist es ein Zeichen von effektivem Training, wenn Sie schwitzen, denn das tut der Körper erst dann, wenn er es als nötig erachtet, Sie aufgrund der körperlichen Belastung herunterzukühlen. Schwitzen ist also primär kein Zeichen einer Überbelastung – verbunden mit sehr kurzer Atmung und hochrotem Kopf allerdings schon!

Das richtige Herz-Kreislauf-Gerät

Nachfolgende Tabelle soll Ihnen eine Übersicht geben, welches Ausdauergerät zu Ihnen passt und ab welchem Zeitpunkt Ihres Trainings welches Gerät für Sie sinnvoll ist.

Vorteile	Nachteile	Geeignet ab
Fahrradergometer		
Belastung jederzeit reproduzierbar und exakt dosierbar; geringe koordinative Anforderungen; Allround-Gerät für alle Personengruppen geeignet; gute Ableitungsmöglichkeiten von Herzfrequenz, Blutdruck usw.	Es ist nicht immer eine ausreichende Ausbelastung des Herz-Kreislauf-Systems möglich, weil die Gefahr der vorzeitigen Ermüdung der Beinmuskulatur besteht	Optimal zum Einstieg in das Training; das Fahrradergometer sollte Ihr erstes Ausdauergerät sein
Laufband		
Bessere Ausbelastung des HK-Systems möglich aufgrund geringer lokaler Muskelermüdung; natürlicher Bewegungsablauf; höherer Trainingseffekt, da der gesamte Körper arbeiten muss	Höhere koordinative Anforderungen besonders bei älteren Personen; nur bedingt zuverlässige Blutdruckmessung (nur bei Gehbelastungen möglich); ungeeignet für Übergewichtige (außer Walking) und bei Gelenkbeschwerden (besonders Knie, Hüfte und Wirbelsäule)	In Form von Walking auch zu Beginn des Trainings sehr gut geeignet ➞Walking. Erst ab einem fortgeschrittenen Fitnesslevel sollte gejoggt / gelaufen werden, etwa ab dem sechsten Monat

Wann Sie auf welches Cardiogerät wechseln können, hängt auch hier von Ihrer individuellen Entwicklung, Ihrem Fitnesslevel und Ihrer Konstitution ab und ist mit Ihrem sportlichen Betreuer genauestens abzuklären.

Vorteile	Nachteile	Geeignet ab
Crosstrainer		
Ungewohnter, aber vorgegebener Bewegungsablauf	Koordinative Anforderungen höher als beim Fahrrad; ungewohnte Bewegung; erhöhte lokale Muskelbeanspruchung der Beine	Der nächste Schritt nach dem Radergometer ist der Crosstrainer, jedoch erst ab einer individuell bestimmten HK-Stabilität (etwa ab dem dritten bis vierten Monat)
Rudergerät		
Sehr gute Ausbelastung / Effektivität des HK-Systems; hoher Trainingseffekt	Technik sehr anspruchsvoll; hohe Blutdruckbelastung; ungeeignet für Hypertoniker und bei Rückenbeschwerden	Vielleicht werden Sie nach Ihren Anfängen direkt zum Laufen übergehen, da das Rudern immer eine hohe Blutdruckbelastung darstellt
Stepper		
Effektive Herz-Kreislauf-Belastung; hoher muskulärer Trainingseffekt	Hohe Belastung auf Knie- und Hüftgelenk; zumeist tritt hier eine lokale Muskelermüdung vor der Herz-Kreislauf-Ermüdung ein	Erst ab dem sechsten Trainingsmonat und bei fortgeschrittenem Fitnesslevel

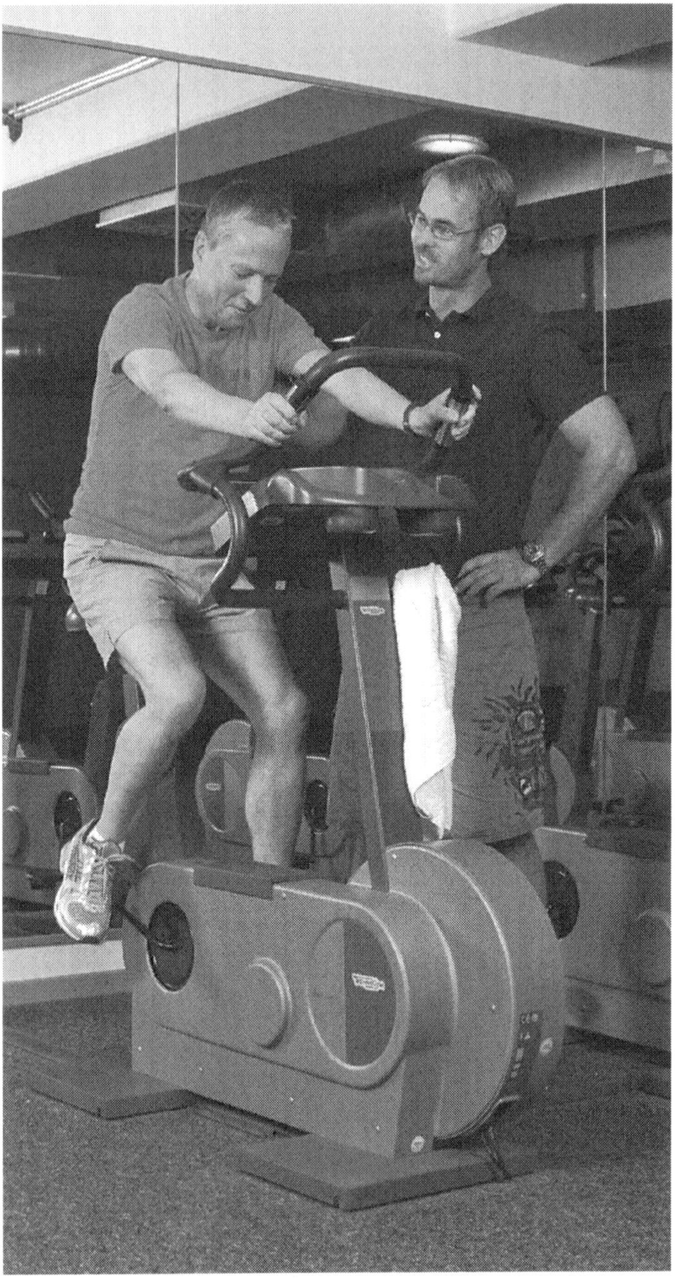

Ausdauertraining im Alltag

Spazierengehen / Besorgungen „laufend" erledigen

Aber nicht nur Ihr gezieltes Training in geplanter Form bringt Sie weiter. Gerade im Alltag können Sie sehr viel für Ihre Gesundung, Ihre Fitness und für die Verbesserung ihrer Leistungsfähigkeit tun. Spazierengehen zum Beispiel ist nichts anderes als Walking auf dem Laufband. Sie werden sicherlich nicht im Stechschritt mit ihrem Partner spazierengehen oder zum Semmelnholen rennen, aber es ist Bewegung in einem Maße, wie es für die Verbesserung vieler Körperfunktionen vielen lauffaulen Menschen gut täte. Also das Auto öfter mal stehen lassen und die Beine benutzen.

Treppensteigen

Dasselbe gilt für den Klassiker „Aufzug nehmen oder Treppen steigen". Gerade der Trainingseffekt des Treppensteigens ist erheblich, sowohl für die Bein- und Pomuskulatur als auch für das Herz-Kreislauf-System. Jedoch muss man hier anmerken, dass das Treppensteigen zu den gemeinsten Mischformen von muskulärer und ausdauerbezogener Belastung gehört. Selbst trainierte Menschen werden nach dem dritten Stockwerk durchaus schon anaerob (= Sauerstoffmangel, den Sie vermeiden sollen). Der Club zum Beispiel, in dem ich hauptsächlich mit meinen Klienten trainiere, hat vier Stockwerke, und ich kann Ihnen bestätigen, dass es nachhaltige, die Leistung verbessernde Effekte für meine Fitness hat, den ganzen Tag hinauf- und hinunterzurennen. Sie dürfen aber in den ersten Wochen beziehungsweise Monaten nach dem Infarkt gerne noch den Aufzug benutzen, doch danach kann der Gang über die Treppen durchaus zum Training werden. Überfordern Sie sich nur nicht, und sprechen Sie dies mit Ihrem Arzt oder sportlichen Betreuer vorher ab. Ach ja: Treppab zu gehen bedeutet ein hohes Maß an negativer Belastung für die Kniegelenke. Deshalb nehmen Sie nach unten am besten immer den Aufzug.

Radfahren – Alltag und Training

So nützlich das Fahrrad als gezieltes Trainingsinstrument schon relativ bald nach Ihrer Genesung sein kann, so praktisch ist es zur Fortbewegung und gleichzeitig zur Verbesserung Ihrer Fitness im Alltag. Fahren Sie zunächst alle kürzeren Strecken mit dem Fahrrad, und bauen Sie es dann immer mehr in Ihren Alltag ein. Auch hier sind die aufaddierten Trainingseffekte enorm. Versuchen Sie es mal mit folgender Regel: Wenn es regnet, fahren Sie Auto, aber wenn es das Wetter zulässt, wird immer geradelt.

MICHAEL UND DAS RADFAHREN

Von B. Michael Andressen

Radfahren gilt als idealer Ausdauersport, egal ob zu Hause auf dem Ergometer oder mit dem Fahrrad an der frischen Luft. Das Herz-Kreislauf-System und die Lungenfunktion werden ebenso optimal trainiert wie der untere Gelenkbereich, wobei Radfahren wesentlich gelenkschonender ist als Joggen. Bereits eine Trainingsdauer von 60 Minuten pro Woche wirkt sich positiv auf den gesamten Organismus aus. Dabei ist es besser, drei Mal in der Woche 20 Minuten zu fahren als ein Mal 40. Ein idealer Zeitrahmen also, um Radfahren und tägliche Erledigungen miteinander zu verbinden: Statt mit dem Auto oder einem öffentlichen Verkehrsmittel ins Büro zu fahren, nimmt man das Rad.

Klingt einfach, aber als passionierter Autofahrer bin ich, seit ich einen Führerschein habe, nur selten auf die Idee gekommen, mein Fahrrad zu benutzen. Radtouren waren mir zu anstrengend, und in die Innenstadt mit dem Rad? Viel zu gefährlich bei dem Verkehr. Und im Übrigen verhalten sich Radfahrer wie Rowdys – wer will schon dazugehören. So fällt die Umsetzung natürlich nicht ganz leicht. Und so wurde aus meinem Fahrrad im Laufe der Jahre ein altes Fahrrad, mit dem man sowieso nicht mehr fahren konnte (meinte ich).

Doch wie das Leben so spielt, mit meinem wachsenden Bewegungsdrang änderte sich diese Einstellung grundlegend – und zwar so gründlich, dass ich stolzer Besitzer eines Mountainbikes wurde.

Das Angebot an Fahrrädern ist heutzutage groß. Für jedes Bedürfnis gibt es ein spezielles Rad. Wäre ich meiner Bequemlichkeit gefolgt, hätte ich mich für einen Cruiser entschieden, wie man ihn von Kaliforniens Stränden kennt: ein unglaublich gemütliches Rad ohne Gangschaltung, aber dafür mit sehr breitem und komfortablem Sattel und geradem Lenker – das pure Fahrvergnügen für Menschen, die es nicht so eilig haben.

Die vernünftige Alternative wäre ein solides Tourenrad gewesen, gut geeignet für die Stadt und die nette Radtour am Wochenende, mit Korb am Lenker und Satteltaschen – eine Vorstellung, mit der ich mich nicht identifizieren konnte. Aber ein Mountainbike, das war schon was anderes: Dynamik pur sozusagen, und damit genau das Richtige für mich, einem Mann mittleren Alters mit Herzinfarkt und Bypässen mitten in der Großstadt.

Ein bisschen Selbstironie muss sein, und tatsächlich habe ich mich kurz gefragt, ob es nicht übertrieben ist, aber glücklicherweise konnte ich mich selbst – und natürlich mit der Unterstützung von Florian – schnell davon überzeugen, dass ein Mountainbike genau das Richtige ist.

Es empfiehlt sich, das Fahrrad in einem guten Fachgeschäft zu kaufen, denn erstens hat man dadurch eine ordentliche Beratung, und zweitens weiß man dann immer, an wen man sich wenden kann, wenn mal etwas nicht funktioniert.

Nachdem das Rad endlich meiner Körpergeometrie angepasst war, sprich: nachdem die Sattelhöhe, die Lenkerposition und -neigung meiner Größe entsprechend eingestellt waren, machte ich die ersten Probefahrten in ruhigen Seitenstraßen, bei denen mir jeder Blick in die Schaufenster, an denen ich vorbeifuhr, sagte: „Seht her, da sitzt ein Affe auf dem Schleifstein." Allmählich entspannte ich mich, versuchte, eine lockere Haltung einzunehmen, und stürzte mich ins Verkehrsgetümmel – und ich muss sagen, es macht einfach unglaublich viel Spaß, sich mit dem Ding durch den Verkehr zu schlängeln: Man kann Bordsteine ignorieren, und auch die unzähligen Schlaglöcher im Asphalt, Reste der vergangenen Winter, stellen kein größeres Hindernis für mein gut gefedertes Fahrrad dar.

Interessant ist für mich auch die Erfahrung, wie schnell man sich an das Fahrrad gewöhnen kann – fast geht es mir so wie mit dem Mobiltelefon: Wie konnte ich jemals ohne existieren? Man ist schnell, unabhängig, spart eine Menge Geld und tut etwas für seine Gesundheit. Im Übrigen beobachte ich an mir selber, dass ich im Straßenverkehr immer mehr die typischen Angewohnheiten der Radfahrer annehme!

Wichtig ist natürlich, dass man seine Leistungsfähigkeit, sprich das Verhältnis von Entfernung und Zeit, ständig steigert, und dazu muss man regelmäßig mit dem Rad längere Strecken fahren.

Ich fahre beispielsweise immer den gleichen Weg in die Innenstadt, eine lange, gerade Straße. Anfangs kam sie mir schier endlos vor und damit auch ein bisschen abschreckend, doch je öfter ich sie fuhr, umso kürzer wurde sie, und damit wuchs für mich auch die Lust, das Rad statt des Autos zu benutzen. Überhaupt stellt man nach geraumer Zeit fest, dass alle Wege kürzer werden, oder man entdeckt Abkürzungen, wie etwa Einbahnstraßen, durch die man früher mit dem Auto nie fahren durfte, und die Überlegung, ob man das Rad oder das Auto nimmt, wenn man etwas zu erledigen hat, wird immer seltener angestellt.

Auf jedem Fall bin ich inzwischen manchmal wirklich genervt, wenn ich mit dem Auto fahren muss. Ich stelle mir dann immer vor, wie schnell ich mich jetzt mit dem Rad vor der Ampel an den wartenden Autos vorbeidrücken könnte, keinen Parkplatz suchen müsste und auch mal die Einbahnstraße in entgegengesetzter Richtung benutzen könnte und nicht irgendwelche Umwege fahren müsste.

Nach reiflicher Überlegung entschloss ich mich schließlich, einen Fahrradhelm zu kaufen. Ausschlaggebend war in erster Linie die Tatsache, dass ich einen schweren Herzinfarkt und eine Bypassoperation überstanden habe und weder mir noch meinem näheren Umfeld oder meiner Krankenkasse eine Schädel-Hirn-Verletzung aus Eitelkeit zumuten kann. Ich habe mich mit einigen Radfahrern aus dem Freundes- und Bekanntenkreis unterhalten – und keiner von ihnen trägt einen Helm. Die Argumente sind dabei immer die gleichen: Ein Helm sieht doof aus, ist warm und, vor allem, wo lässt man den Helm, wenn man mit dem Rad zum Joggen fährt?

Während die ästhetischen Argumente meiner Meinung nach zweitrangig sind, teile ich eher die praktischen Bedenken. Wo lässt man den Helm tatsächlich beim Laufen, beim Einkaufen – und selbst da muss ich inzwischen zugeben, das es keine wirklichen Gründe gibt, keinen Helm zu tragen. Wer, wie ich, eine lebensbedrohliche Krankheit überstanden hat, hat nicht das Recht, durch Nachlässigkeit oder Eitelkeit sein Leben bewusst aufs Spiel zu setzen. Und da wir uns gerade im Bereich Sicherheit befinden, hier noch ein Tipp zum Thema: Der Helm verringert

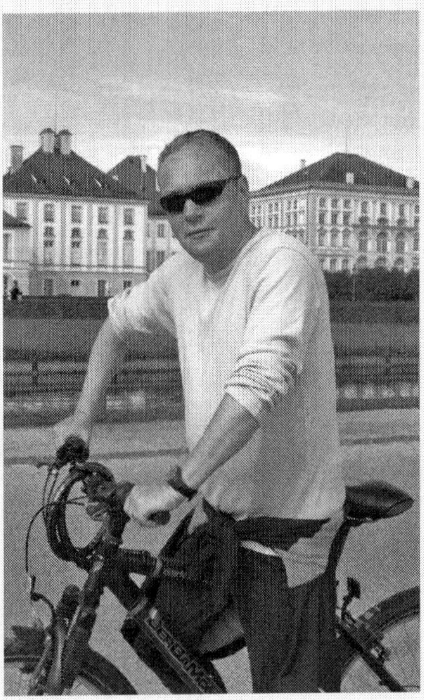

Der richtige Sport mit Spaß für mich, wenn nur gezieltes Training im Studio zu eintönig wird

zwar die Gefahr einer Schädel-Hirn-Verletzung, aber auch nur das. Es ist also Vorsicht angesagt. Fahren Sie daher immer nur so schnell, dass Sie den Verkehr gut im Blick halten und schnell reagieren können, wobei Sie bedenken müssen, dass Medikamente die Reaktionsfähigkeit durchaus beeinflussen können. Also lieber nie zu schnell fahren, aber immer schnell bremsen! Ich persönlich habe immer zwei Finger an der Bremse, um im Ernstfall sofort anhalten zu können.

Inzwischen ist Fahrradfahren nicht nur meine bevorzugte Fortbewegungsmöglichkeit in der Stadt geworden, ich nutze es auch gerne als Alternative zum Laufen als Ausdauertraining, und mit Ausdauer meine ich Radtouren von 50 bis 60 Kilometer – Steigerungen durchaus möglich. Allerdings gebe ich zu, dass ich vor meiner ersten größeren Tour um den Starnberger See schon so meine Bedenken hatte, ob ich es schaffe, und wenn, wie! Zugeben muss ich auch, dass es nicht gerade ein günstiger Tag war – es war drückend heiß –, aber es hat unendlich viel Spaß gemacht, auch wenn ich auf manchen Bergaufstrecken mein Rad schieben musste, weil es zu anstrengend war, und die Tatsache, dass mich alle für verrückt erklärten, bei dieser Hitze so eine Radtour zu machen, ließ in mir, obwohl ich mich ausgesprochen gut fühlte, eine Spur von Panik aufkommen: War es nicht vielleicht doch etwas zu anstrengend gewesen? In solchen Situationen verspüre ich nach wie vor eine gewisse Angst vor der Nacht, vor allem vor den frühen Morgenstunden. Ich frage mich dann, ob ich diese Angst vor dem zweiten und dritten Herzinfarkt jemals loswerde.

Im Laufe der zurückliegenden Monate habe ich eine ganze Reihe Radtouren gemacht, und mit jeder bin ich ein bisschen sicherer und selbstbewusster geworden. Alles geht – ich muss nur, wie beim Laufen, mein Tempo finden und meinen Rhythmus und natürlich immer wieder mal eine Pause einlegen. Damit sind wir bei einem weiteren wunden Punkt angelangt, den es zu überwinden gilt: Mir persönlich fehlt die nötige Disziplin, eine Strecke in Etappen einzuteilen, also in regelmäßigen zeitlichen Abständen oder jeweils nach einer bestimmten Distanz eine Pause einzulegen. Ich neige eher ein wenig zum „Übertreiben" – es fährt sich gerade so schön; mal schauen, ob es nach der nächsten Kurve nicht ein schöneres Plätzchen gibt – es findet sich immer ein Grund, noch ein bisschen weiter zu fahren. Es geht bei einer Radtour nicht um das Aufstellen persönlicher Bestleistungen, und es geht auch nicht darum, schneller als andere zu sein. Dazu sollte man sich auch nicht durch die Leistung der Mitfahrer hinreißen lassen. Längere Radtouren sollte man nämlich nur in Begleitung machen – das gilt im Übrigen auch für Bergwanderungen oder Badeausflüge. Es ist immer gut, bei größeren und gegebenenfalls anstrengenderen Ausflügen jemanden dabei zu haben, der über mögliche Probleme informiert ist.

Ich denke, in diesem Kapitel ist klar geworden, dass das Radfahren eigentlich zwei Funktionen erfüllt: Es ist ein ideales Ausdauertraining, und es ist das perfekte Fortbewegungsmittel in der Stadt. Außer einem guten Rad, auf dem man sich sicher fühlt und das man beherrschen kann. Damit meine ich, dass man sich bei der Vielzahl an Fahrradtypen für ein Modell entscheiden sollte, das dem momentanen und zu erwartenden Leistungsstand und den Ansprüchen am ehesten entspricht. Ansonsten benötigt man:

- Einen Fahrradhelm, denn wer einen Herzinfarkt überlebt hat, muss nicht mit einem Schädel-Hirn-Trauma im Rollstuhl oder im Koma enden.
- Zweckmäßige Kleidung für Trainingszwecke und längere Radtouren. Hierbei empfiehlt sich vor allem eine

Radlerhose mit gepolsterter Sitzfläche, denn mit Schwielen am Hintern macht das Training keinen Spaß.

- Ausreichende Beleuchtung beim Fahren im Dunkeln. Auch hier gilt die Regel: Gut sichtbar ist gut gesichert.

Schwimmen

Schwimmen kann für Sie sehr wertvoll sein. Klären Sie aber zunächst mit sich selbst ab, ob Schwimmen Ihnen Spaß macht oder ob Sie eher ein Trockensportler sind. Der Vorteil beim Schwimmen besteht darin, dass durch den Auftrieb im Wasser die Eigenschwere des Körpers aufgehoben wird, was sich schonend auf den Bewegungsapparat auswirkt. Ansonsten ist Schwimmen eine der effektivsten Formen des Herz-Kreislauf-Trainings. Fangen Sie aber auch hier mit der für Sie geeigneten Intensität an, denn Schwimmen kann sehr anstrengend sein. Sie sind fit für ein paar Bahnen, wenn Sie eine Mindestbelastbarkeit von 1 Watt / Kilogramm voraussetzen (das heißt, Sie wiegen 75 Kilogramm und sind bei 75 Watt Trittintensität auf dem Fahrrad noch nicht annähernd an Ihrem Maximalpuls). Ab einem gesteigerten Maß an Fitness kann Schwimmen zu einem sehr effektiven Training werden.

Vermeiden Sie aber – voller Elan, wie Sie mittlerweile sind – den raschen Sprung ins Wasser, vor allem, wenn Sie vom Wärmebecken ins Schwimmbecken hüpfen wollen. Denn beim Eintauchen ins Wasser wird durch eine reflexbedingte Verlangsamung des Herzschlags nicht selten das Auftreten neuer Rhythmusstörungen beobachtet. Dies muss nicht gefährlich sein, kann jedoch Komplikationen hervorrufen. Fürs Schwimmen im Meer gilt: Generell ist das Schwimmen im warmen Schwimmbad und in den Wassern des Mittelmeers empfehlenswerter als ein Bad in der kühlen Nord- oder Ostsee. Gehen Sie auch nicht bei zu hohem Wellengang ins Meer, es kann schnell zu anstrengend werden. Vom Tauchen sollte man grundsätzlich absehen.

MICHAEL UND DAS SCHWIMMEN

von B. Michael Andressen

Eigentlich wollte ich mir dieses traurige Kapitel meines Lebens ja ersparen, aber was soll's – so schlimm ist es auch nicht, erwachsen zu sein und nicht schwimmen zu können.

Der Grund, weshalb ich noch immer nicht schwimmen kann, ist klar zu definieren: Angst. In meiner Jugendzeit waren vor allem Sportlehrer nicht sehr zimperlich, und in meinem Fall schon gar nicht. Um es kurz zu machen: Ich wurde, zaghaft wie ich war, beim Schwimmunterricht kurzerhand ins Wasser geworfen, ging unter wie ein Stein, und das war es dann für die nächsten 40 Jahre. Alle Versuche, doch noch schwimmen zu lernen, endeten in den folgenden Jahren kläglich. Aber es gibt immer einen Wendepunkt. In meinem Fall war es der Herzinfarkt.

Als ich anfing, mich mit dem Thema Ausdauersport zu beschäftigen, und mit meinem Arzt darüber sprach, riet er mir, es mit Schwimmen und Radfahren zu versuchen, also zwei Sportarten, denen ich wenig abgewinnen konnte – aber welcher konnte ich das überhaupt zu diesem Zeitpunkt? Natürlich war ich anfangs nicht begeistert von der Idee, in meinem reifen Alter noch schwimmen zu lernen, aber immerhin vereint Schwimmen so gut wie alle Vorteile, die man sich von einem Ausdauertraining wünschen kann. Die Bewegungen sind rhythmisch, fast alle Muskelgruppen werden bewegt, und die Auftriebskraft des Wassers entlastet vor allem die Gelenke und die Wirbelsäule. Alles in allem scheint Schwimmen tatsächlich ein Sport zu sein, den man selbst dann noch betreiben konnte, wenn es schon längst mit dem Laufen nicht mehr klappte. Warum also nicht, einen erneuten Versuch war es allemal wert. Und so ließ ich mich dazu überreden, einen Schwimmkurs für Erwachsene zu machen.

Ein schwieriger Weg, wie sich bald herausstellte. Zwar wuchs mein Vertrauen in das Element Wasser, aber schwimmen? Weit gefehlt. Irgendwie schaffte ich es einfach nicht, meine Beine in die richtige Position zu bringen, um vorwärts zu kommen. Ich konnte zwar die Bewegungen der Arme und Beine korrekt ausführen, und atmen konnte ich den Bewegungen entsprechend richtig, aber mit der Koordination haperte es – entweder das eine oder das andere.

Ich fühlte mich an meine ersten Fahrversuche auf dem Fahrrad erinnert. Als ich längst alt genug war, um mit einem Rad in die Schule zu fahren, und sowieso der Einzige meiner Altersgruppe war, der nicht radfahren konnte, beschloss mein Vater, das Problem persönlich anzugehen. Wir hatten zu Hause eine sehr lange Auffahrt zu unserem Haus, ideal, um auf dieser Geraden radfahren zu lernen. Mein Vater hielt mich fest, gab die Kommandos wie treten, treten, treten oder lenken, lenken, lenken – ich höre seine Stimme noch immer –, aber ich konnte entweder treten oder lenken, aber beides zusammen schien mir ein Ding der Unmöglichkeit zu sein.

Und vor diesem „unlösbaren" Problem stand ich nun gut 40 Jahre später wieder: Ich konnte meine Bewegungen und meine Atmung einfach nicht koordinieren. Bis zu jenem Tag, an dem ich eigentlich gar keine Lust mehr hatte, zum Schwimmunterricht zu gehen. Das Wetter war schön, ich würde es sowieso nie lernen – also warum nicht schwänzen? Andererseits, der Kurs war bezahlt, ich war alt genug, um zu wissen, dass Schwänzen im Grunde uncool ist – man sollte schließlich nie vorzeitig die Flinte ins Korn werfen –, und so entschloss ich mich, dem Bademeister noch eine Chance zu geben. Und siehe da, ein paar ältere Damen erbarmten sich endlich meiner, nahmen mich, rein symbolisch natürlich, bei der Hand, begleitet von der Erklärung, sie seien alle Mütter, und als Mütter achteten sie darauf, dass den Kindern nichts passiert, und schafften es innerhalb kurzer Zeit, dass mich meine Schwimmbewegungen auch vorwärts brachten. Das Eis war gebrochen, den Müttern sei Dank, und dem Bademeister auch. Immerhin hat er bislang sehr viel Geduld bewiesen und – erstaunlicherweise – auch Einfühlungsvermögen. Das Ergebnis der Stunde, die ich eigentlich schwänzen wollte: Ich habe das 18 Meter lange Becken schwimmend mit Unterbrechungen und der „Schwimmwurst" durchquert.

Nachdem ich mit Florian die Angelegenheit eingehend diskutiert hatte, verordnete er mir ein paar Übungen zur Stärkung der Bein- und der unteren Rückenmuskulatur. Gleichzeitig begann ich jeden Morgen Liegestütze zu machen, um die Brustmuskulatur zu kräftigen. Immerhin entwickelte ich so das Gefühl, für das Brustschwimmen genügend Kraft zu besitzen, und damit kam auch eine größere Sicherheit im Wasser. Brustschwimmen ist zwar die langsamste Schwimmart, dafür aber auch die effektivste Langstreckentechnik.

Nach einigen weiteren Trainingsstunden bin ich jetzt so weit, dass ich im Wechsel mit Verschnaufpausen immer länger werdende Schwimmphasen schaffe, was bedeutet, dass ich Schwimmen bald zur Liste meiner favorisierten Ausdauersportarten hinzufügen kann.

Tatsächlich habe ich festgestellt, dass Schwimmen die effektivste und gleichzeitig auch angenehmste Ausdauertrainingsmethode ist. Während ich nach dem Joggen oder Radfahren eher „aufgedreht" bin – das ist im positiven Sinn zu sehen –, bin ich nach dem Schwimmen entspannt und wohlig müde.

Der Grund, weshalb ich hier über meine Bemühungen, schwimmen zu lernen, geschrieben habe, ist einfach zu erklären: Man muss sich nicht für etwas schämen, wenn man es nicht kann, aber man sollte sich schämen, wenn man sich nicht einmal die Chance gibt, es zu lernen. Vielleicht findet sich auch in Ihrem Leben etwas, das Sie nicht können, aber gerne lernen würden – also, geben Sie sich die Chance und lernen Sie es, denn es ist nie zu spät.

Nordic Walking

Sie dürfen walken, joggen und, wenn Sie ein bestimmtes Fitnesslevel erreicht haben, das es Ihnen erlaubt, in guter Strunz-Manier einen Marathon zu bestreiten, dann dürfen Sie auch das. Und, ja, ich erlaube Ihnen auch Nordic Walking, wenn Sie das denn unbedingt wollen. Aber tun Sie mir einen Gefallen: Machen Sie es richtig. Das Gehen mit Stöcken kommt aus dem Bergwandern. Es dient hier als Steighilfe zur Unterstützung der Beine beim Gang bergauf. Beim Gang bergab soll der Einsatz der Stöcke abfedernd zur Entlastung der Kniegelenke und zur Absicherung des eigenen Gleichgewichts dienen. So ist der Sinn beim Gang mit Stöcken in der Ebene, im Stadtpark oder in der Stadt als Bewegungssport der, durch den Einsatz der Stöcke die Arm- und obere Rumpfmuskulatur unterstützend zur Erweiterung des Trainingseffekts einzusetzen – muskulatur- und ausdauerbezogen. Das Hinterherziehen der Stöcke mit herabhängenden Armen ist kein Nordic Walking und beinhaltet keinerlei zusätzlichen Trainingseffekt.

Skilaufen

Gibt es etwas Schöneres als eine Abfahrt auf Skiern bei sonnigem Wetter, eine frisch beschneite Piste hinunter? Für mich ist es das höchste der Gefühle im Winter. Grundsätzlich ist dieses Vergnügen auch nicht verboten. Der alpine Skilauf kann mit einer mäßigen Belastung viel Freude, Trainingseffekt und Entspannung bringen. Folgendes sollten Sie aber beachten:

o Fahren Sie eine vier Kilometer lange Abfahrt nicht am Stück, achten Sie darauf, wie bei allen sportlichen Betätigungen, dass es nicht zu einem Sauerstoffmangel kommt. Also öfter mal anhalten und durchschnaufen.

o Ihr Urlaubsort sollte nicht zu hoch liegen – am besten unterhalb 1.500 Höhenmetern, da sonst der Sauerstoffanteil in der Luft zu gering wird, was einen schnelleren Sauerstoffmangel bewirkt.

Skilanglaufen

Stehen Sie nicht so sehr auf Geschwindigkeit und kalte Ohren, dann könnte Langlaufen die richtige Alternative für sie sein. So wie diese Sportart im Leistungssport als die wahrscheinlich höchstintensive Ausdauersportart gilt, so sehr ist sie auch als Gesundheitssport geeignet. Mit seinem gleichmäßigen, bequemen Gleiten, verbunden mit dem Aufenthalt in der freien Natur, hat das Langlaufen aufgrund der optimal kontrollierbaren Ausbelastung Ihrer Leistungsfähigkeit einen sehr hohen Stellenwert. Sie lässt sich gut dosieren und bringt ein hohes Maß an Entspannung. Empfehlenswert!

Ballsportarten und Teamsportarten

Tennis

Tennis für Koronarsportler kann ich ihnen nur mit gemischten Gefühlen empfehlen. Auf der einen Seite sind der Spaß und die Abwechslung bei diesem Sport hoch anzusehen, auf der anderen Seite ist die „Stop-and-go"-Bewegung beim Tennis mit den kurzen, intensiven Belastungen nicht sehr förderlich. Hinzu kommt der aggressive Charakter beim Tennis, die dem Spiel innewohnende Notwendigkeit, sein Gegenüber zu besiegen. Ich habe selber gespielt und weiß, das ich es nie geschafft habe, mit meinem Bruder einfach nur ein paar Bälle zu schlagen, ohne einen Satz ausspielen zu müssen. Den anderen schlagen zu wollen, verbunden mit einer Verbissenheit, die schnell zu Überlastungen führen kann, ist das Eine. Die Aggressivität nach mehreren verschlagenen Bällen und der Ärger darüber, gerade für jene, die einen stressbedingten Herzinfarkt erlitten haben, ist das Andere – und damit irgendwie kontraproduktiv.

Golf

Der ruhige Spaziergang durch die Landschaft, das Ziehen des Caddys und die wiederkehrenden spannenden Momente des Puttens oder des „Perfect shot" steigern sich hier zur völlig ausreichenden Kreislaufbelastung. Ich kann es ihnen als Sport während Ihrer Rekonvaleszenz und auch später als Abwechslung zum gezielten Training im Fitnessstudio sehr empfehlen. Golf ist die optimale Mischung aus Sport, Spiel und Spaß.

MICHAEL UND DER MANNSCHAFTSSPORT

Von B. Michael Andressen

Kraft- und Ausdauertraining wie Laufen, Schwimmen oder Radfahren machen mir unheimlich viel Spaß und fordern meinen ganzen Einsatz, aber es sind ziemlich „einsame" Sportarten, vor allem für jemanden, der wie ich bislang in einem äußerst kommunikativen Beruf tätig war. Mit anderen Worten: Mir fehlten ganz einfach der Gedankenaustausch und hin und wieder ein nettes Schwätzchen. Beides, so hoffte ich, würde ich in einer Mannschaft finden.

Natürlich fielen mir in diesem Zusammenhang wieder die grauenhaften Sportstunden meiner Schulzeit ein, die nicht nur für mich eine Tortur waren, sondern auch für meine Mitschüler – vor allem, wenn irgendein Spiel angesagt war. Prinzipiell war ich der Letzte, der in eine Mannschaft gewählt wurde, und das meistens auch nur unter der Bedingung, dass meine Mannschaft mindestens noch einen zusätzlichen besseren Spieler bekommen und ich mich nicht von der Ersatzbank rühren würde. Was ich nur zu gerne versprach, denn ich hatte einen gewaltigen Respekt vor diesen harten Bällen, die einen (mich) immer äußerst schmerzhaft trafen. Ich war zu klein, um sie zu fangen, zu langsam, um sie zu treffen, und zu ungelenkig, um ihnen zu entkommen. Aber das war damals, und damit ist es Schnee von gestern. In meinem neuen Leben nach dem Herzinfarkt gab und gibt es keinen Platz mehr für irgendwelche Ängste, und vor allem gibt es keine Hürde, die ich nicht irgendwie schaffen kann.

Also machte ich mich auf die Suche nach einer geeigneten Mannschaftssportart – wie gewohnt, zunächst auf theoretischer Basis.

Untersuchungen haben ergeben, dass Mannschaftssportarten wie Handball, Volleyball, Basketball oder Fußball hervorragende Ausdauersportmöglichkeiten sind.

Technik, Ballbeherrschung, Spielverständnis und die Fähigkeit, all diese Komponenten über einen längeren Zeitraum von maximal 90 Minuten beizubehalten, zeichnen gute Spieler aus. Und reaktionsschnell müssen sie sein und über die entsprechende Ausdauer verfügen – Eigenschaften, die mit zunehmendem Alter stetig abnehmen, im täglichen Leben aber dringend gebraucht werden.

Nehmen wir zum Beispiel das Fußballspielen: Für uns Kinder war es eine der wichtigsten Beschäftigungen – ja, auch für mich, wenn ich denn mal mitspielen durfte –, und dabei dachten wir damals sicher nicht daran, dass es ein großartiges Herz-Kreislauf-Training ist. Vor allem auf Freizeitebene eignet sich Fußballspielen sehr gut zum Abbau von Alltagsstress, und es kräftigt gleichzeitig die Muskeln.

Notwendigerweise müssen es auch nicht unbedingt immer 22 Spieler sein. Schon mit sechs Leuten kann es unheimlich viel Spaß machen. Also am besten Freunde oder Kollegen fragen, und ab in den Park. Dort finden sich meist noch ein paar Mitspieler. Die Tore können einfach durch Sporttaschen markiert werden.

Auch was die Kleidung anbelangt, ist Fußballspielen ausgesprochen unkompliziert. Allerdings sollten auch Freizeitkicker einige Mindestanforderungen an ihre Ausrüstung stellen, um die Verletzungsgefahr so gering wie möglich zu halten. Ein paar feste Turnschuhe, noch besser natürlich Fußballschuhe, sollten es schon sein. Dazu ein paar Kniestrümpfe, unter die man Schienbeinschoner stecken kann. Die Sportkleidung sollte genügend Bewegungsfreiheit bieten und Schweiß aufsaugen. Bei kühler Witterung ruhig mit langen Ärmeln spielen oder in die Halle ausweichen.

Ich hatte mir in den Kopf gesetzt, Volleyball zu spielen, denn Volleyball ist für mich ein Spiel, das die Beweglichkeit fördert, die Koordination und das Reaktionsvermögen erhöht und den gesamten Körper mit sämtlichen wichtigen Muskelpartien fordert und in Form bringt. Ebenso sind Teamgeist, Spontaneität und nicht zuletzt ein gutes Auge gefordert, das äußerste Konzentration erfordert – also genau das Richtige für mich.

Leider war es sehr schwierig, einen geeigneten Verein zu finden, der erstens Anfänger aufnimmt und zweitens Anfänger, die einen Herzinfarkt hatten. Schließlich fand ich ein Team, dem Männer verschiedener Altersgruppen angehörten, die allerdings schon länger zusammen spielten und entsprechend gut aufeinander eingespielt waren, was mir den Einstieg nicht gerade leicht machte. Aber immerhin lernte ich in diesem Team die Grundbegriffe des Spiels. Den Umgang mit dem Ball, also das Pritschen, Baggern, Schmettern und Blocken, habe ich alleine in einer Turnhalle trainiert und dabei ein recht gutes Ballgefühl entwickelt, was mir inzwischen sehr entgegenkommt, denn ich treffe mich gerne mit Freunden zum Volleyballspielen im Englischen Garten oder zum Beach-Volleyball-Spielen im Club.

Was die Ausrüstung beim Volleyballspielen anbelangt, so sollten Sie keinesfalls auf Schienbein-, Knie- und Ellenbogenschoner verzichten, ansonsten reichen auch hier ein paar gute Sportschuhe, kurze Hose und T-Shirt.

Ein anderer Mannschaftssport, der ebenfalls Ausdauer, Reaktionsvermögen und Teamfähigkeit trainiert, ist Basketball. Wer sich so richtig „auspowern" und ein paar Körbe werfen will, ist hier richtig. Sportspaß, Fair Play und anschließend das unglaublich gute Gefühl, mitten im Spiel dabei gewesen zu sein. Egal, ob Sie in einem Team mit fünf Spielern aktiv mitspielen oder sich wie ich hin und wieder mal mit Freunden treffen, einfach um ein paar Körbe zu werfen – hab' ich auch heimlich in der Turnhalle geübt! –, es macht Spaß und vermittelt, wie alle anderen Mannschaftssportarten auch, ein tolles Gemeinschaftserlebnis, dessen positive Aspekte sich in der Regel auch auf die übrige Freizeit und den Alltag motivierend auswirken; zumindest habe ich diese Erfahrung gemacht.

Egal, für welchen Mannschaftssport Sie sich entscheiden, haben Sie keine Hemmungen, Ihre Mitspieler über Ihren Herzinfarkt zu informieren – je selbstverständlicher Sie damit umgehen, desto unkomplizierter ist es auch für Ihre Teamkameraden, wenn sie unter der Dusche Ihre OP-Narbe entdecken oder wenn es im Spiel mal nicht so klappt, wie Sie es gerne hätten.

Ich persönlich trage kein Schild um den Hals, auf dem steht, dass ich einen Herzinfarkt hatte, aber ich verschweige es auch nicht, denn ich bin viel zu stolz auf meine Fortschritte im Sport.

Und ein kleines Wunder ist auch passiert: Ich habe keine Angst mehr vor einem Ball, ich treffe oder fange ihn sogar schon ziemlich gut, und ich muss nie mehr ein ganzes Spiel lang auf der Ersatzbank sitzen.

Michaels persönlicher Ratschlag

Ganz wichtig ist es, sich vor jedem Spiel, egal ob Fußball, Volleyball oder Basketball, richtig aufzuwärmen. Am besten ein paar Minuten traben. Eine zusätzliche Übungskomponente ist dabei das gegenseitige Zuwerfen oder Zukicken des Balles, wodurch gleichzeitig das Ballgefühl gefördert wird. Danach folgen ein paar Dehnübungen für die wichtigsten Muskelgruppen:

Wadenmuskeln: In den Ausfallschritt stellen, das hintere Bein gestreckt, und dann die Ferse Richtung Boden drücken.

Vordere Oberschenkelmuskulatur: Im aufrechten Stand mit einer Hand den Knöchel umfassen und die Ferse in Richtung Gesäß ziehen. Das Knie zeigt dabei senkrecht nach unten.

Hintere Oberschenkelmuskulatur: Die Beine abwechselnd überkreuzen und sich dann mit aufrechtem Oberkörper nach vorne neigen.

Jede Dehnung etwa 20 Sekunden halten und immer nur so weit dehnen, bis es ziept, nicht schmerzt. Zum Abwärmen rund fünf Minuten ganz langsam traben, auf Gras am besten barfuß.

Teamsportarten – Sport im Team ist anders

Ich komme aus dem Leistungssport Fußball und muss, um „richtigen Sport" zu betreiben, immer etwas schlagen, treten oder werfen. Das heißt nicht, dass gezielte Fitness kein Sport ist. Verstehen Sie mich nicht falsch, ich habe das zu meinem Beruf gemacht. Alle Ballsportarten, die auch zumeist Teamsportarten sind, haben jedoch eines gemeinsam: Sie verbinden und vereinen eigentlich alle sportlichen und körperlichen Belastungsformen wie Koordination, Schnellkraft, Ausdauer aerob und anaerob, muskuläres Leistungs- und Durchhaltevermögen. Und genau das macht Teamsportarten anstrengend. Es ist etwas anderes, ob ich mich gezielt auf dem Radergometer von Pulsbereich zu Pulsbereich dosiere oder ob ich in einer Horde zumeist überehrgeiziger Freizeitsportler einem Ball hinterherjage. Die Gefahr, sich zu überlasten, den Puls weit über das erlaubte Maß hinaus zu bringen, ist hier sehr hoch. Die Gefahr beim Mannschaftssport ist, dass Sie nur noch reagieren, nicht mehr in der Lage sind, sich zu kontrollieren, und sich dabei immer wieder überlasten.

Stellen Sie sich und Ihrem Arzt also die Frage, ob Ihr Herz schon teamfähig ist. Michael ist übrigens nun nach einem Jahr Training in einer Volleyballgruppe eingetreten. Sie sehen also, es ist möglich, aber zunächst mit Vorsicht zu genießen.

Gruppenkurse / Aerobic

Ähnliches gilt für Gruppenkurse, auch allgemein „Aerobic" genannt, wobei Aerobic oftmals als Oberbegriff benutzt wird, es sich hierbei allerdings um choreografische Kurse innerhalb eines Gruppenkursprogramms handelt. Auch hier verfallen viele oftmals dem Gruppenzwang und neigen dazu, sich zu überschätzen und dadurch zu überlasten. Der Vorteil bei Kursen im Fitnessstudio ist jedoch, dass Sie keinem Ball hinterherlaufen müssen. Vielmehr sind Sie hier in der Lage, die leistungsfördernde Gruppendynamik auszunutzen und ansonsten aber in der Gruppe für sich selbst zu trainieren. Wenn Sie nämlich merken, dass Sie vom Puls her zu hoch sind oder ihre Muskulatur schlapp macht, dann werkeln (bayrisch für: machen) Sie einfach vor sich hin und steigen nach einer Erholungsphase wieder ins Geschehen ein. Das gilt sowohl für choreografische Kurse als auch für Kurse, die im Kraftausdauerbereich trainieren, wie Bodypump oder Bodypower. Für Yoga gilt das wiederum nicht so sehr. Besonders aber beim Spinning (ich nenne es oft „Kampfradeln im Rudel"), das in jedem Fall einen hohen Trainingseffekt auf Ihre aerobe und meistens auch auf Ihre anaerobe Ausdauerfähigkeit hat, neigen viel „Laktat-Junkies" dazu, sich permanent zu überlasten. Hier dürfen Sie teilnehmen, hetzen aber bitte nicht jedem Kommando des Kursleiters hinterher. Da in diesen Kursen Pulskontrollpflicht herrscht, schalten Sie rechtzeitig einen Gang zurück, wenn Sie an Ihren Maximalpuls herankommen.

Gesundheitsfaktor und Spaßfaktor – *Das eine schließt das andere nie aus*

Der Gesundheitsfaktor hat beim Skifahren, Langlaufen, Radfahren, Schwimmen, Laufen und bei allen anderen sportlichen Betätigungen, die für Sie geeignet sind, einen sehr hohen Stellenwert. Aber der Spaßfaktor, eben die Freude am Sport und an der Bewegung, sowie die entspannende Wirkung auf Körper und Geist sind mindestens genauso wichtig. Nicht nur der Erfolg sollte den Spaß beim Sport definieren, sondern auch das Sport-Treiben an sich, das Gefühl, den Körper zu beanspruchen, sich hinterher positiv „geschafft" zu fühlen, den Kopf frei zu haben und sich jeglichen Stress und Ärger abtrainiert zu haben. Sport ist gesund, fördert den Geist und schafft Freunde.

So sollten Sie sich relativ bald nach ihrem Wiedereinstieg Gedanken machen, welcher Sport Ihnen Spaß machen könnte. Denn Sie werden mit mehr Disziplin und Hingabe an Ihrer Gesundung arbeiten, wenn Sie auf das, was Sie regelmäßig tun müssen, auch Lust haben. Zumeist ist es die Sportart, die Sie auch schon vor Ihrem Herzinfarkt gerne betrieben habe. Sie müssen halt sehen, ob sie für Sie schon wieder geeignet ist.

Auf jeden Fall schließt Gesundheit den Spaß nicht aus. Gehen Sie deshalb zusätzlich zu Ihrem Training im Fitnessstudio auch nach draußen zum Trainieren und Sich-Bewegen. Genießen Sie die freie Natur, und machen Sie Sport mit anderen. Das fördert die sozialen Kontakte, die Regelmäßigkeit und den Spaß. Sobald sich der Sport und Ihr Training in Ihren Alltag integriert haben, erste Erfolge Sie kontinuierlich weitergeführt haben, haben Sie es geschafft: Sie haben ein neues Leben begonnen – mental und auch körperlich – und schauen zwar mit Respekt, aber auch mit einem sicheren Abstand auf die Zeit vor Ihrem Herzinfarkt zurück. Nun sind Sie ein neuer, gesünderer Mensch geworden.

Ganzheitliches Training

für Herz, Körperoptik und Wohlbefinden nach dem Herzinfarkt

Krafttraining und Ausdauertraining gehören zusammen

Selbst viele fortgeschritten Trainierende fragen mich oft, ob sie zusätzlich zum Krafttraining auch Ausdauertraining absolvieren sollten. Die Antwort lautet: Unbedingt! Muskeln geben Kraft und bringen einen beim Herz-Kreislauf-Training voran – auch beim Laufen werden die Beine von Muskeln bewegt. Des Weiteren erhöhen Muskeln den Grundumsatz bezogen auf den Kalorienbedarf, und das hilft zum Beispiel beim Abnehmen. Mehr Muskulatur bedeutet zudem einen aktiveren Stoffwechsel, bezogen auf die Fettverbrennung und besonders den Kohlehydratstoffwechsel. Muskeln sind wie kleine Kraftwerke. Bei jeder Kontraktion, bei jeder Bewegung werden Kohlehydrate verbraucht.

Warum nun ist Herz-Kreislauf-Training zusätzlich zum Krafttraining wichtig? Die positiven Auswirkungen von Herz-Kreislauf-Belastungen habe ich ja zu Beginn dieses Kapitels erläutert. Und wer im Bereich von Kraftausdauerbelastungen trainiert wird, merkt, wie sehr das Herz nach 20 Wiederholungen mitarbeiten muss, und hier hilft einem eine bessere Herz-Kreislauf-Fitness. Denn ein effektiverer Sauerstoffaustausch hilft besonders bei lang anhaltenden Kraftausdauerbelastungen. Die Blutgefäßneubildung, die mit dem Herz-Kreislauf-Training einhergeht, verbessert die Sauerstoffversorgung und die Nährstoffversorgung der Muskeln. Mental gesehen ist es aber ebenfalls das Ausdauertraining, das einen beim Krafttraining, aber auch im Alltag, im Job oder in anderen schwierigen Situationen des Lebens durchhalten und nicht aufgeben lässt.

Dass Kraft- und Herz-Kreislauf-Training zusammengehören, soll hier nicht weiter analysiert werden, aber Sie sollten verstehen, dass ganzheitliche Gesundung und Fitness immer das Training der Körpermuskulatur und das Training des Herz-Kreislauf-Systems beinhalten.

Kraft- und Ausdauermischbelastungen des Alltags

Den Zusammenhang zwischen Ausdauerbelastung und Kraftanstrengung zeigt immer wieder das Treppensteigen: wenn man im fünften Stock angekommen ist und das Herz rast und die Oberschenkelmuskulatur brennt. So sehr Sie versuchen, beim Training Ihren Puls im grünen Bereich zu halten, so sehr schießen Sie beim Treppensteigen wahrscheinlich darüber hinaus. Und gerade für diese Belastungen ist Krafttraining von großer Bedeutung, damit Sie auch alle anderen Anstrengungen des Alltags nicht nur Ihrem Herzen überlassen, sondern ihm hierfür Muskeln zur Verfügung stellen. Das Treppensteigen ist in der Summe als Training anzusehen, das möchte ich nochmals betonen. Weitere Beispiele „alltäglichen Trainings" sind zum Beispiel der Hausputz oder ein Umzug. Hier schieben, schleppen, bücken Sie sich, gehen in die Knie und wieder hoch, und das zuweilen über einen längeren Zeitraum, als Sie beim Training verbringen würden. Man kann so etwas, bezogen auf Ihre Fitness, durchaus als Sport betrachten. Also: Auch hierfür brauchen Sie wieder ein kräftiges Herz und Muskeln.

Michaels eigenes Training in den ersten drei Monaten

Herzinfarkt:	2003
Trainingsbeginn im Fitnessstudio	April 2004
Art des Trainings	Herz-Kreislauf-Training / erste eigene Versuche des Trainings an Geräten
Ausdauergeräte	Fahrradergometer / Laufband
Zeitraum	drei Monate
Wöchentliches Pensum	2,5 Stunden, davon 1,5 Stunden Fahrradergometer und 1 Stunde Laufband

MICHAEL UND DAS LAUFEN

Von B. Michael Andressen

Laufen ist mit Abstand das effektivste und beliebteste Ausdauertraining für das Herz-Kreislauf-System und die Verbesserung der Lungenfunktion. Grund für die Beliebtheit ist zweifelsohne die Tatsache, dass Laufen keinen großen Aufwand erfordert und sich dadurch problemlos in den Alltag integrieren lässt. Wann immer man sich danach fühlt, kann man einfach loslaufen, es sei denn, man bevorzugt einen Schlosspark, der abends geschlossen wird, aber selbst dann gibt es genügend Alternativen.

Voraussetzung sind eigentlich nur gutes Schuhwerk und funktionale Kleidung. Ich habe festgestellt, dass gute Joggingschuhe wirklich unerlässlich sind und ebenso die richtige Bekleidung für jedes Wetter – allerdings sind das Anschaffungen, die bei guter Qualität eine lange Lebensdauer haben. Vor allem sollte man an den Schuhen definitiv nicht sparen, denn es ist für Ihre Muskeln, Sehnen, Bänder, Gelenke, Knie, Hüften und Wirbelsäule nicht egal, in welchen Schuhen Sie laufen. Die Sohle sollte druckdämpfend für hartes Pflaster und rutschfest auf matschigem Boden sein. Lassen Sie sich also am besten von einem Laufspezialisten in einem Fachgeschäft beraten. Bei der Kleidung empfiehlt es sich, auf atmungsaktive synthetische Mischgewebe zurückzugreifen, die wärmen, ohne einen Wärmestau zu verursachen, und gleichzeitig vor Auskühlung schützen.

Meine Karriere als Jogger begann eigentlich schon vor gut zehn Jahren. Damals, um meinen 40. Geburtstag herum, war es ein gutes Ventil, um mit den Auswirkungen meiner „Midlife-Crisis" fertig zu werden. Ich lief eine ganze Weile, ging in einen Sportverein und fühlte mich ausgesprochen wohl. Leider kann ich mich nicht mehr genau erinnern, aus welchem Grund ich irgendwann wieder aufgehört habe, vermute aber, dass es sowohl am Zeitmangel als auch am inneren Schweinehund lag. Wahrscheinlich war ich irgendwann froh, „keine" Zeit mehr zum Laufen zu haben. Andererseits, wäre ich damals weitergelaufen, hätte ich vielleicht keinen Herzinfarkt bekommen – wir werden es zwar nie erfahren, aber die Vermutung liegt nahe. Nebenbei bemerkt: Wenn man einmal anfängt, regelmäßig zu laufen, dann sollte man sich einerseits im Klaren darüber sein, dass ans Aufhören nicht zu denken ist. Andererseits: Wenn man erst einmal vom „Virus" befallen ist, denkt man sowieso nicht mehr daran.

Meine zweite „Laufkarriere" begann im Fitnessstudio auf dem Laufband. Anfangs zaghaft, hatte ich doch gehofft, dass noch Reste jener Kondition in meinen schlaffen Muskeln verborgen sind. Doch die Jahre hatten ihren Tribut gefordert. Es war anstrengend, mühsam und schien in puncto Spaß wenig Erfolg versprechend. Das lag sicher auch daran, dass ich den Fehler vieler Anfänger machte. Ich lief zu schnell los und war entsprechend schnell aus der Puste. Erst nachdem Florian mir klar gemacht hatte, dass Laufen nicht schneller als Gehen sein muss, begann ich ein Gefühl für den richtigen Einstieg zu entwickeln, und damit wuchs auch langsam die Begeisterung.

Mit Beginn des Sommers und nachdem ich mir mit Florians Unterstützung ein gewisses Maß an Lauftechnik als Grundlage angeeignet hatte, zog es mich, mit einem Trainingsplan bewaffnet, endgültig in die freie Natur. Plötzlich draußen zu laufen bedeutete eine ziemliche Umstellung für mich. Während man im Studio ganz entspannt vor sich hin laufen kann und dabei entweder fernsieht, Musik hört oder einfach nur meditiert, erfordert das Laufen im öffentlichen Raum ein erhöhtes Maß an Aufmerksamkeit. Man muss auf den Verkehr achten und etwaigen Hindernissen wie Hunden und vor allem in Parks den Kohorten der Nordic Walker ausweichen – man muss also höllisch aufpassen. Hinzu kommt natürlich noch eine ganz andere Sauerstoffqualität, die zusätzlich das Hormon- und Immunsystem anregt. Zu Beginn ging es mir gerade draußen wie vielen Laufanfängern: Ich atmete zwar tief ein, aber zu wenig aus. Dadurch kann es zu einer Übersäuerung der Muskeln kommen, die zu Krämpfen führen kann – in meinem Fall waren es anfangs häufig Muskelkrämpfe in den Waden. Seit Florian mich noch einmal darauf aufmerksam gemacht hat, achte ich bewusst auf meine Atmung, das heißt, ich atme tief ein und ebenso tief wieder aus, und damit bleiben auch die Muskelkrämpfe aus.

Ich begann mein Training ganz sukzessive. In den ersten vier Wochen lief ich jeden dritten Tag 20 Minuten durch den nahe gelegenen Park oder spät am Abend auf der Straße. Im zweiten Monat lief ich jeden zweiten Tag. Ab dem dritten Monat begann ich langsam, länger und weiter zu laufen.

Als Kontrolle diente und dient mir noch immer eine Pulsuhr, mit der ich meine Herzfrequenz kontrollieren kann. Als Belastungsgrenze fungiert der von Florian bei einem Test auf dem Laufband ermittelte und mit meinem Arzt abgesprochene Höchstwert, den ich einzuhalten versuche.

Dabei habe ich zu Beginn immer zwischen Laufen im leichten Trab und flottem Gehen gewechselt und so meinem Körper die Gelegenheit gegeben, sich wieder zu regenerieren. Mit fortschreitendem Training wurden dabei die Gehphasen kürzer und die Laufphasen länger.

Inzwischen laufe ich im Schnitt 45 bis 60 Minuten, mal mehr, mal weniger. Inzwischen ist Laufen für mich auch nicht mehr so stark von der Witterung abhängig – zugegeben, bei hohen Ozonwerten laufe ich lieber in den späten Abendstunden, aber Wind und Wetter haben ihren Schrecken verloren. Mit der entsprechenden Kleidung gibt es keine Ausreden mehr, und sollte sich doch mal eine witterungsbedingte Zwangspause ergeben, bleibt mir immer noch das Laufband im Fitnessstudio.

Leider gibt es hin und wieder Phasen, in denen es mir an der nötigen Zeit mangelt – vor allem, wenn ich bis über beide Ohren in Arbeit stecke – oder die Motivation zum Laufen zu wünschen übrig lässt. In diesen Situationen bin ich dann froh, wenn ich mich einer Gruppe oder dem einen oder anderen Läufer aus meinem Freundeskreis anschließen kann.

Vor allem das Laufen in der Gruppe hat mich positiv beeinflusst. Meine Gruppe setzt sich aus Läufern unterschiedlichster Leistungsstärken zusammen, die die Lust am Laufen verbindet. Besonders schwächere und weniger motivierte Läufer werden durch den „Gruppenzwang" angespornt, in die Gänge zu kommen und durchzuhalten. Die forscheren Läufer hingegen werden durch die Gruppe ein wenig ausgebremst und sind häufig dankbar dafür, wenn sie mal wieder auf ein normales Lauftempo reduziert werden. Auch ich habe festgestellt, dass ich am Anfang zu schnell bin und dann Schwierigkeiten habe, mein selbst gestecktes Ziel zu erreichen. Im Übrigen kann man sich in der Gruppe gut unterhalten, Erfahrungen austauschen und dabei ganz nebenbei sicherstellen, dass man sich immer im aeroben Bereich befindet.

Wenn ich alleine unterwegs bin, habe ich häufig meine Musik dabei. Und zwar immer im Wechsel mal was Flottes als Ansporn und dann wieder etwas Ruhigeres, Meditatives zur Entspannung. Meist passe ich mein Lauftempo der Musik an, was sich wiederum leistungssteigernd auswirkt. Hin und wieder gibt es natürlich auch mal Tage, an denen es nicht so gut „läuft", was mich dann einerseits ziemlich wurmt, aber auf der anderen Seite sage ich mir dann, dass es doch die Hauptsache ist, dass ich überhaupt gelaufen bin. So ist es ja auch tatsächlich. Wir sind immer wieder Leistungsschwankungen unterworfen, die uns aber in unserer Entwicklung nicht so weit beeinflussen sollten, dass wir ans Aufgeben denken.

Für mich ist Laufen in den vergangenen Monaten zum Lebenselixier geworden. Vor allem, wenn ich den ganzen Tag am Schreibtisch am PC verbracht habe und völlig verspannt bin, muss ich einfach abends raus und noch eine Runde laufen. Meistens reichen 45 Minuten, um mich wieder auf Vordermann zu bringen. Ich fühle mich danach jedes Mal nahezu wie neu geboren, bin leistungsfähiger, ausgeglichener, und vor allem: Ich bin durch das regelmäßige Laufen weniger anfällig gegen Infektionen geworden, denn Ausdauersport stärkt das Immunsystem.

Allein das wäre schon Grund genug, nicht mit dem Laufen aufzuhören, aber es gibt für mich noch einen anderen, viel schwerwiegenderen Grund. Ich habe mir damals in der Reha als Ziel gesetzt, einmal einen Marathon oder wenigstens einen Halbmarathon zu laufen. Ich habe inzwischen realisiert, dass ich wohl etwas länger brauche, um mir diesen Traum zu erfüllen, aber ich bin ihm ein entscheidendes Stückchen näher gekommen, denn welche positiven Auswirkungen mein Ausdauertraining und dabei vor allem das Laufen auf meinen Körper hat, machte die letzte Kontrolluntersuchung beim Arzt deutlich: Mein Herz funktioniert besser denn je.

Und damit ist das Startzeichen für mein Marathontraining gegeben. Ja, Sie haben richtig gelesen: Ich werde im kommenden Jahr auf jeden Fall meinen ersten Halbmarathon und, wenn ich es irgendwie schaffe, meinen ersten Marathon laufen. Nachdem ich in den zurückliegenden zwei Jahren so viel erreicht habe, will ich unbedingt diesen endgültigen Kampf gegen den inneren Schweinehund auch noch gewinnen und die letzte Prüfung in puncto „Mut, Härte, Willenskraft und Leidensfähigkeit" auch noch bestehen – und weil ich hoffe, dass ich Sie eines Tages auch am Start treffe.

Und noch ein Wort zum Schluss: Ich habe oft Leute sagen hören, dass Laufen süchtig macht, aber ich konnte es mir nie vorstellen – bis vor einigen Wochen. Die positiven Auswirkungen auf Körper, Geist und Seele sind so unbeschreiblich, dass ich am liebsten täglich laufen würde, aber erstens sieht mein Plan vor, dass ich jeden dritten Tag laufe, und zweitens bin ich realistisch genug, um zu wissen, dass ich das Pensum allein zeitlich gesehen nicht auf Dauer durchhalten würde. Während des Laufens steigt die körpereigene Produktion der morphinähnlichen Endorphine, die eine Art Glückzustand hervorrufen, aber nicht abhängig machen – oder eben doch, denn sonst wäre es leichter, hin und wieder mal auf das Laufen zu verzichten.

Ich bin wirklich kein Freund vom Laufen gewesen, und am Anfang hat es mich sehr viel Überwindung gekostet, aber mit sehr viel Energie und ein paar einfachen Tricks können Sie es sogar im positiven Sinne schaffen, „abhängig" zu werden.

- Über die richtige Bekleidung haben Sie schon am Anfang dieses Kapitels gelesen. Es wäre allerdings ratsam, dass Sie sich noch eine Pulsuhr zulegen, um Ihre Herzfrequenz während des Laufens zu kontrollieren.

- Stecken Sie sich ein realistisches Ziel und unterteilen Sie es in kleine Etappenziele. Laufen Sie zu Beginn 20 Minuten. Hauptsache, Sie tun es.

- Steigern Sie sich langsam. Wenn Sie merken, dass 20 Minuten kein Problem mehr für Sie sind, laufen Sie zehn Minuten länger. Auf diese Weise können Sie sich kontinuierlich steigern.

- Wenn Sie sich vornehmen, 20 Minuten zu laufen oder 30, dann tun Sie es auch – selbst wenn Sie mal keine Lust haben. Verschieben Sie Ihr Training nie auf morgen, denn dann kommen Sie aus dem Rhythmus und werden nachlässig.

- Planen Sie Ihre Woche so, dass Sie mindestens zweimal in der Woche Zeit zum Laufen haben. Dreimal wäre natürlich optimal.

- Begehen Sie nicht den Fehler vieler Einsteiger und laufen zu schnell los, denn dadurch geraten Sie schnell aus der Puste und verlieren die Lust.

- Laufen Sie nur so schnell, dass Sie immer im aeroben Bereich bleiben, das heißt, Sie können sich noch unterhalten oder zur Not auch singen. Denken sie immer daran: Laufen muss nicht schneller sein als Gehen.

- Die ersten 15 Minuten sind die „schlimmsten", aber sie vergehen schneller, wenn Sie nicht dauernd auf die Uhr schauen.

- Suchen Sie sich eine Strecke, auf der Sie sich wohl fühlen. Wenn Sie beispielsweise unbeobachtet sein wollen, laufen Sie im Park oder später am Abend. Aber denken Sie dabei daran: Wenn Ihnen einmal etwas passiert, sollte schnelle Hilfe möglich sein.

- Suchen Sie sich einen Laufpartner oder eine Laufpartnerin oder schließen Sie sich einer Laufgruppe an – die gegenseitige Motivation hilft Ihnen über manches Formtief hinweg.

- Trinken Sie genügend vor, während und nach dem Laufen.

- Bevor Sie loslaufen, sollten Sie sich unbedingt aufwärmen und die wichtigsten Muskelgruppen dehnen:

Wadenmuskeln: In den Ausfallschritt stellen, das hintere Bein gestreckt, und dann die Ferse Richtung Boden drücken.

Vordere Oberschenkelmuskulatur: Im aufrechten Stand mit einer Hand den Knöchel umfassen und die Ferse in Richtung Gesäß ziehen. Das Knie zeigt dabei senkrecht nach unten.

Hintere Oberschenkelmuskulatur: Die Beine abwechselnd überkreuzen und sich dann mit aufrechtem Oberkörper nach vorne neigen.

Jede Dehnung etwa 20 Sekunden halten und immer nur so weit dehnen, bis es ziept, nicht schmerzt. Zum Abwärmen rund fünf Minuten ganz langsam traben, auf Gras am besten barfuß.

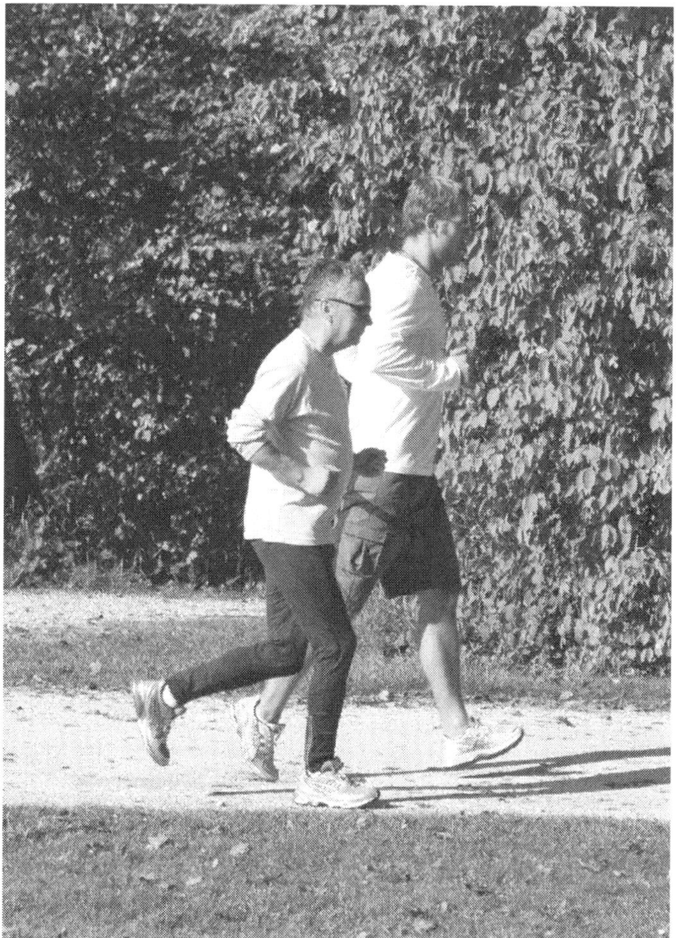

ERSTE VERSUCHE IM FITNESSSTUDIO

von B. Michael Andressen

Die ausgedehnten Spaziergänge mit meinem Hund waren ein guter Einstieg. Ich war an der frischen Luft in Bewegung und konnte mein Leben in Gedanken neu ordnen. Aber irgendwann genügten diese Spaziergänge meinen Ansprüchen nicht mehr. Mein Bewegungsdrang war zu groß geworden, und so entschloss ich mich, dem ärztlichen Rat folgend, im Herbst 2004 dazu, intensiver und vor allem regelmäßig Ausdauersport zu treiben. Aber was, wo und wie? Schwimmen konnte ich nicht, Radfahren in der Großstadt erschien mir sehr gefährlich, und Laufen – na ja, Laufen im Herbst? Ob ich das lange durchhalten würde? Zunächst einmal durchforstete ich den Bücherwald nach einem geeigneten Programm, aber speziell für Koronarerkrankte gab es leider nichts, was meinen Vorstellungen entsprach.

Blieb als einzige Alternative also nur ein Fitnessstudio. Immerhin wusste ich, dass es dort diverse Möglichkeiten gibt, Ausdauersport zu betreiben.

Doch wohin gehen? Das Angebot an Fitnessstudios ist in einer Stadt wie München zwar reichhaltig, doch Ausstattung, Qualität und Betreuung haben die unterschiedlichsten Standards.

Entschlossen machte ich mich sechs Monate nach meinem Herzinfarkt auf die Suche, schaute mir verschiedene Studios an, ließ mich beraten, absolvierte hier und da ein Probetraining und entschied mich schließlich für die

Mitgliedschaft in einem Fitnessclub in meiner Nähe – Bequemlichkeit zählt, vor allem, wenn auch noch eine Tiefgarage vorhanden ist. Allerdings waren beide Punkte natürlich nicht alleine ausschlaggebend. Das Studio ist großzügig eingerichtet, bietet viel Platz und verfügt über die neuesten Geräte. Die persönliche Betreuung ist – wie in jedem anderen Studio auch – immer ein wenig Glücksache. Ich hatte das Glück, schließlich meinen Personal Trainer dort zu treffen. Doch dazu später mehr.

Grundsätzlich ist es so, dass man eine ordentliche Einweisung in die Benutzung der Geräte bekommt und sich dann mehr oder weniger selbst überlassen bleibt. Aber da mein Anliegen einzig darin bestand, Ausdauersport zu betreiben, um mein Herz-Kreislauf-System zu stärken, bedurfte es dazu nicht unbedingt einer ausführlichen Unterweisung. Immerhin wusste ich, wie man Rad fährt und läuft – oder besser gesagt, ich meinte es damals zu wissen. Aber ganz ohne fremde Hilfe geht es denn doch nicht. Also machte ich einen Termin mit einem der Trainer aus und trug ihm meine Angelegenheit vor.

Michaels persönlicher Ratschlag

An dieser Stelle ein kurzer Tipp zur Kleiderordnung im Fitnessstudio: Einzige Voraussetzung sind zweckmäßige Sportschuhe, ansonsten ist erlaubt, was gefällt – sofern es sportlichen Charakter hat. Ich persönlich trage sehr gerne kurze Hosen mit vielen Taschen für diverse Utensilien wie MP3-Player, Kopfhörer, Handy und Handschuhe für das Krafttraining – übrigens sehr empfehlenswert für einen besseren Griff – und dazu einfach ein T-Shirt oder Tanktop. Und vergessen Sie niemals Ihr Handtuch, denn beim Training rinnt der Schweiß (falls nicht, trainieren Sie nicht hart genug), und der ist besser in einem Handtuch aufgehoben als auf der Trainingsbank.

Nach einem ausführlichen Gespräch und einer ersten Einweisung in die Benutzung von Fahrrad, Laufband und Crosstrainer stürzte ich mich in das Abenteuer Ausdauersport.

Abenteuer insofern, als ich eigentlich noch immer nicht so genau wusste, was ich im Prinzip wollte, durfte und was auf mich zukommen würde. Klar war nur die Tatsache, dass ich mich bewegen musste. Aber wie lange, mit welcher Belastung und Geschwindigkeit, bis zu welcher Pulsfrequenz – sollte ich beispielsweise lieber kurz und schnell laufen oder langsam und länger? Sollte ich beim Radfahren das Gerät so einstellen, dass der Widerstand höher war und ich mehr treten musste? War ein Crosstrainer nicht sinnvoller als Laufband und Fahrrad? Ich war ziemlich unsicher und, fast noch schlimmer, ich war sehr ungeduldig, und wären nicht die Notwendigkeit und der feste Wille gewesen, Sport zu treiben, ich hätte sicherlich schon sehr bald das beim Sport immer notwendige Handtuch geworfen.

Dass Sport innerhalb relativ kurzer Zeit ein so wichtiges Thema in meinem Leben werden würde, dass ich vor lauter Begeisterung sogar einmal ein Buch darüber schreiben würde, habe ich damals mit Sicherheit nicht gedacht.

Doch zurück zu den Anfängen. Zunächst probierte ich den Crosstrainer aus. Ich merkte allerdings sehr schnell, dass das Training auf dem Crosstrainer nicht das Richtige für mich war. Der Bewegungsablauf war ausgesprochen anstrengend für mich, und so konzentrierte ich mich auf die anderen Ausdauergeräte. Erst ein Jahr später ist der

Crosstrainer, dank meiner inzwischen wirklich guten Kondition, ein fester Bestandteil meines Ausdauertrainings geworden. Doch bis dorthin war es ein beschwerlicher Weg.

Den nächsten Versuch startete ich auf dem Laufband. Ich war nie ein großer Freund vom Laufen gewesen, aber was muss, das muss. Ich begann mit schnellem Gehen und steigerte mich kontinuierlich. Auch hier war es am Anfang nicht leicht für mich. Da ich von Natur aus ungeduldig bin, musste ich mich sehr beherrschen, nicht schon nach 15 langweiligen Minuten auf dem Laufband aufzugeben. Einziger Ansporn und Auslöser für ein gewisses Hochgefühl war und ist beim Laufen noch immer die Anzeige, wie weit man in welcher Zeit gelaufen ist.

Ähnlich verliefen die ersten Experimente mit dem Fahrrad. Auch hier lag der einzige Ansporn darin, wenigstens die Zeit und Entfernung vom letzten Mal einzuhalten. Aber wie bei fast allen Dingen im Leben ist es nur eine Frage der Zeit, bis man sich an etwas gewöhnt hat, und so bedurfte es einer Weile des Experimentierens, wobei ich mal das Tempo, mal den Widerstand erhöhte und meine Pulsfrequenz als Gradmesser für mein Leistungsniveau nahm, bis ich schließlich in der Lage war, mein Ausdauertraining meiner physischen Konstitution entsprechend zu gestalten, um langsam die Leistung zu steigern. Damit fing auch der Spaß an der Sache an. Und noch etwas geschah zu diesem Zeitpunkt: Ich fühlte mich nach dem Training auf einmal wohl! Und genau das war die Initialzündung für alle weiteren sportlichen Aktivitäten.

Als dritte Trainingsmöglichkeit wählte ich das Rudergerät, und für eine gewisse Zeit verdrängte es Fahrrad und Laufband als favorisiertes Ausdauertrainingsgerät. Das Problem bei allen drei Geräten war nicht allein die mangelnde Ausdauer, sondern die mangelnde Geduld, doch auch hier schuf Florian Abhilfe, als er schließlich in meine Trainingsplanung eingriff. Dazu mehr im nächsten Kapitel.

Mit der wachsender Energie und Freude am Training und den ersten Veränderungen meiner Konturen begann ich, mich intensiver mit den Themen Fitness und Ausdauersport in der Theorie zu befassen, und schon bald wurde mir klar, dass auch „Sport treiben" gelernt sein will. Als junger Mensch geht man wesentlich unbefangener an alles heran und schafft die Dinge viel müheloser. Als mittelalterlicher Erwachsener hingegen ist man erstens nicht mehr so beweglich und zweitens auch nicht mehr so ungezwungen. Man denkt mehr darüber nach, was man wie macht, ist nicht mehr bereit, irgendwelche Risiken einzugehen, und ist dadurch verkrampfter, wodurch auch das Verletzungsrisiko entsprechend zunimmt.

Ich besorgte mir also ein paar Bücher über Ausdauertraining und ganz zufällig auch ein paar über Krafttraining, denn irgendwie war ich neugierig geworden auf das, was da so um mich herum im Fitnessstudio geschah. Während man sich auf dem Fahrrad oder Laufband abstrampelt, hat man nämlich genügend Zeit und Muße, um die anderen Menschen zu beobachten und Vergleiche anzustellen. Bei eingehender kritischer Selbstbetrachtung gestand ich mir in diesem Zusammenhang schließlich zähneknirschend ein, dass mein Körper weit davon entfernt war, athletisch zu sein. Genau das aber war seit geraumer Zeit mein heimliches Ziel. Zum einen aus Eitelkeit, zum anderen in der heimlichen Hoffnung, dass meine „Stigmata", sprich meine OP-Narben, bei einem gut modellierten Brustkorb weniger auffallen würden. Unterschwellig spielte natürlich auch die gängige Meinung, dass ein „gesunder", also ein „trainierter" Körper für Leistungsfähigkeit steht, eine große Rolle bei meinen Überlegungen. Der Blick in den Spiegel tat schließlich ein Übriges. Man sah mir das Alter nicht unbedingt an, aber meine Arme und Beine waren zu dünn, die Brust zu schwächlich, der Bauch zu schlaff und meine Oberkörperhaltung infolge meines runden Rückens eingefallen – ein wenig Bodybuilding konnte wahrlich nicht schaden.

Gesagt, getan. Erst die Theorie und dann die praktische Umsetzung. Nachdem ich zunächst einmal gelernt hatte, wie Muskeln aufgebaut sind, welche Funktionen sie haben und wie welcher Muskel überhaupt heißt, konnte ich mir ungefähr ein Bild davon machen, welche Muskeln trainiert werden mussten, um eine bestimmte Wirkung zu erzielen. Die Schwierigkeit bestand freilich darin, dass man in einem Fitnessstudio die unterschiedlichsten Geräte für ein und dieselben Muskelgruppen findet. Hinzu kommen die unterschiedlichsten Methoden und die differenziertesten Ansichten über „richtiges" und „falsches" Training – alles in allem also eine Wissenschaft für sich.

Um auf der sicheren Seite zu sein, zog ich einen der Trainer im Club zu Rate. Gemeinsam erstellten wir einen Trainingsplan für mich, der alle großen Muskelpartien berücksichtigte – also Bauch, Rücken, Brust, Arme und Beine. Um wirklich effizient zu trainieren, wenn man ein kombiniertes Kraft- und Ausdauertraining betreibt, sind mindestens zwei Trainingseinheiten wöchentlich nötig. Zuerst kommt das Kraft- und dann das Ausdauertraining. Ich muss gestehen, dass ich am Anfang so fasziniert vom Krafttraining war, dass ich die Ausdauer wochenlang vernachlässigte, das heißt wirklich nur das Nötigste machte.

Beim Krafttraining war ich zu Beginn natürlich noch sehr vorsichtig, weil ich nicht so genau wusste, welche Belastungen ich meinem Brustkorb nach der Operation zumuten konnte. Entsprechend bewegte ich mich im moderaten Bereich, was mir insofern wenig behagte, als mir jeder im Studio wie ein wandelndes Kraftpaket vorkam und ich der kleine Wurm war, der sich mit ein paar Kilo abmühte. Zudem zweifelt man als Anfänger ständig, ob man denn auch alles richtig macht, ob die Haltung stimmt, die Bewegungsabläufe korrekt sind, und überlegt, ob man nicht doch noch ein Kilo draufpacken sollte. Ich war zum Beispiel der Meinung, dass man mit mehr Gewichten auch schneller zu mehr Muskeln kommt, und wäre von alleine nie auf den Gedanken gekommen, dass sanftes Krafttraining um einiges effektiver ist, aber dazu kommen wir noch.

Zunächst einmal bemühte ich mich redlich, meinen Trainingsplan zu erfüllen, bat hin und wieder einen Trainer um Rat und Hilfestellung und merkte, dass ich langsam stetige Fortschritte machte. Übungen, die mir anfänglich schwer gefallen waren, waren auf einmal kein Problem mehr und machten sogar Spaß. Das liegt natürlich auch an der Regelmäßigkeit, mit der ich zweimal in der Woche ins Fitnessstudio gehe – öfter wäre sicherlich besser gewesen, aber ich habe mich von Anfang an bemüht, mein Training so realistisch wie möglich zu halten, das heißt, neben den selbst geforderten Leistungen sollte auch der Zeitaufwand im Rahmen des Machbaren liegen. Lieber mäßig, aber regelmäßig.

Im Übrigen braucht der Körper immer eine bestimmte Zeit, um sich wieder zu erholen. Diese Erholungsphasen sind natürlich bei einem untrainierten Anfänger, der gerade einen Herzinfarkt überstanden hat, etwas länger als bei einem trainierten Sportler. Ich denke, dass auch das

Mentale dabei eine Rolle spielt, denn neben den ungewohnten körperlichen Anforderungen muss man zunächst viele neue Eindrücke verarbeiten. Und vor allem, es soll nicht in Stress ausarten, den hatten die meisten von uns sicher zur Genüge vor dem Herzinfarkt.

Nebenbei bemerkt war die Entscheidung, sich auf zwei Termine pro Woche zu konzentrieren, auch insofern vernünftig, als sich im Laufe der Zeit noch ein paar andere Aktivitäten dazugesellten, wie Sie im Verlauf dieses Buches noch erfahren werden.

Michaels persönlicher Ratschlag

Bevor Sie damit beginnen, in einem Fitnessstudio zu trainieren, sollten Sie:

- unbedingt mit Ihrem Arzt sprechen.
- sich genau überlegen, wie viel Zeit Sie tatsächlich wöchentlich für das Training aufbringen können.
- sich darüber im Klaren sein, dass es nicht gut für Ihr Herz-Kreislauf-System ist, wenn Sie das Training wieder abbrechen, weil Sie entweder keine Lust oder keine Zeit mehr haben. Wer einmal anfängt zu trainieren, sollte es auch so lange wie möglich durchhalten.
- sich daran gewöhnen, mindestens zwei Mal in der Woche zum Training zu gehen – regelmäßig!
- das Fitnessstudio genau unter die Lupe nehmen, denn bei dem großen Angebot an Studios ist der Standard recht unterschiedlich. Nehmen Sie lieber einen höheren Mitgliedsbeitrag in Kauf, wenn dafür Ausstattung und Betreuung gut sind.

- mit offenen Karten spielen und gleich beim ersten Gespräch und gegebenenfalls beim Probetraining auf Ihre Koronarerkrankung oder Ihren Herzinfarkt hinweisen.

- den Trainer, der Ihnen einen ersten Trainingsplan erstellt, über Ihren Herzinfarkt informieren.

- oder sich einem Personal Trainer anvertrauen, der Sie vor allem in der Anfangsphase persönlich betreut.

- immer daran denken, sich vor dem Training mit einer Ausdauereinheit aufwärmen – meistens reichen schon fünf bis zehn Minuten auf dem Ergometer, um die Körpertemperatur zu erhöhen und den Stoffwechselprozess zu beschleunigen.

- immer ausreichend zum Trinken dabeihaben, denn während des Trainings verliert der Körper viel Flüssigkeit.

- sich im Klaren darüber sein, dass es Tage gibt, an denen einem das Training leichter fällt, und Tage, an denen das Training mühsam ist. Denken Sie also immer daran: Es kann nur besser werden.

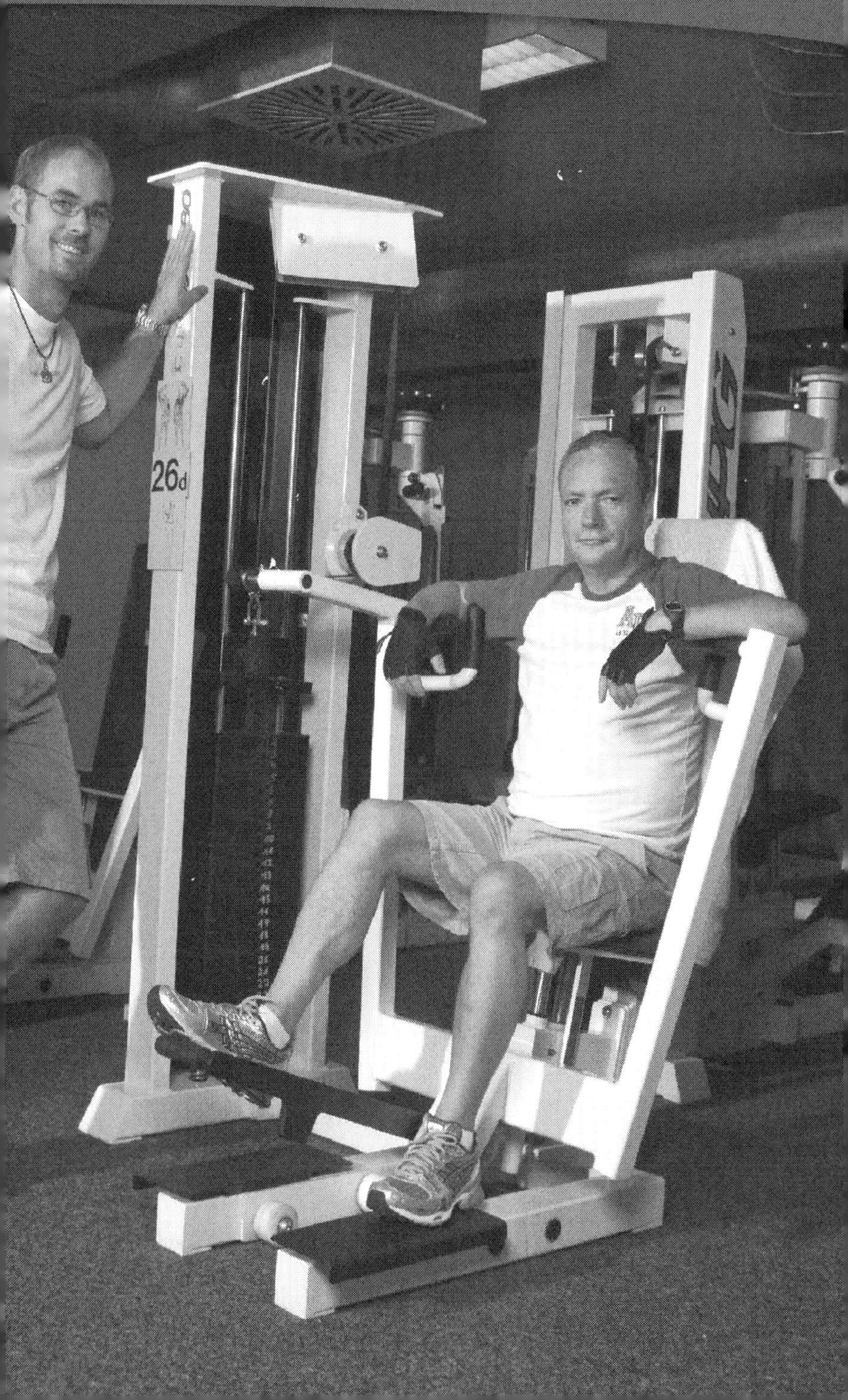
26d

3) KRAFTTRAINING MIT HERZ

VORWORT

von Florian Münch

Dieses Buch soll keine wissenschaftliche, medizinische Abhandlung über das Training nach dem Herzinfarkt sein. Wir befassen uns erstmalig in der öffentlich zugänglichen Literatur mit dem Thema „Krafttraining nach dem Herzinfarkt" und wollen Ihnen hiermit veranschaulichen, das Kraftaufbautraining nach dem Herzinfarkt ein Thema ist und wie wichtig es sein kann, auch muskuläres, kraftförderndes Training nach dem Herzinfarkt zu betreiben. Wir wollen wichtige fachliche und trainingsrelevante Aspekte betrachten und erläutern und Ihnen ein schonendes, körperaufbauendes Kraftprogramm näher bringen.

Ich möchte Ihnen anhand des Beispiels des Trainings von Michael zeigen, was machbar und möglich ist, wie gut ein kräftigendes und körperformendes Training für Organismus, Gesundheit und Psyche sein kann und dass ein Herz auch nach einem Infarkt wieder zu alter – und besserer – Leistungsstärke zurückkehren kann. Es sei aber hier nochmals erwähnt, dass ich keine allgemein gültigen Aussagen zu muskulärem Post-Infarkt-Training machen möchte und auch nicht darf. Es ist von vielen individuellen Faktoren und letztlich von der Entscheidung Ihres Arztes und auch von der Qualifikation und dem individuellen Einschätzungsvermögens Ihrer sportlichen Betreuung abhängig, ob ein solches Training für Sie gut ist und zur Gesundung beiträgt oder ob es kontraproduktiv ist.

Dieses Buch soll Ihnen aber auch dazu dienen, einen Einblick in das praktische, tatsächliche muskuläre Training eines Koronarpatienten nach dem Herzinfarkt zu bekommen. Es soll Ihnen als positiver Erlebnisbericht, als Leitfaden und als Mutmacher auf Ihrem Weg zur vollständigen Genesung dienen. Es ist keine allgemein gültige rehabilitative Vorgabe für „den" Herzinfarktpatienten. Ich weise ausdrücklich darauf hin, dass die Inhalte des

Buches und seine Empfehlungen zum postinfarktischen Sport individuell mit Ihrem Kardiologen abgeklärt werden müssen. Nur er kann entscheiden, ob Ihr Gesundheitsprofil und Ihr Herz es überhaupt zulassen, sich in der vorgestellten Weise überhaupt zu betätigen.

Michael und ich haben nun ein Jahr lang systematischen Trainings hinter uns, und Michael geht es um ein Vielfaches besser als vor dem Herzinfarkt. Gerade das Krafttraining hat nicht nur seinem Körper und dessen Schwachstellen gut getan, sondern ihm auch psychisch wieder Stabilität, Vitalität und Lebenskraft für den Alltag gegeben und dadurch seinen psychischen und physischen Heilungsprozess positiv beeinflusst und beschleunigt.

Nehmen Sie das Buch also als Denkanstoß und als Beleg dafür, dass alles wieder möglich sein kann, vielleicht auch für Sie. Sprechen Sie mit Ihrem Arzt unvoreingenommen über Krafttraining, und informieren Sie sich mit diesem Buch ergänzend zur üblichen Fachliteratur.

Mit herzlichen Grüßen,
Ihr Florian Münch

Einführung

Während seit mehr als 30 Jahren aerobes Ausdauertraining zum festen Bestandteil internationaler Empfehlungen für die kardiologische Rehabilitation gehört, sind erst in letzter Zeit vorsichtige Empfehlungen zum dynamischen Krafttraining veröffentlicht worden.

Die bisherige Zurückhaltung gegenüber Krafttraining für Herzpatienten wurde primär mit der hierdurch hervorgerufenen Blutdruckreaktion und dem damit verbundenen Risiko für kardiovaskuläre (Herz-Kreislauf-bezogene) Komplikationen begründet. Ergebnisse neuerer Untersuchungen zeigen jedoch, dass die bis jetzt empfohlene Vorsicht nicht grundsätzlich notwendig ist.

Durch Kraftbelastungen kann es zwar zu einem extrem hohen Blutdruckanstieg kommen, dies ist jedoch nicht bei allen Belastungen dieser Art der Fall. Die aktuelle Blutdruckreaktion auf Kraftbelastungen ist abhängig von der Belastungsform, der Intensität der Belastung, der Größe der eingesetzten Muskelmasse sowie von der Wiederholungszahl und/oder der Belastungsdauer. Intraarteriell (in den Arterien) durchgeführte Blutdruckmessungen während des Krafttrainings bei Herzpatienten haben gezeigt, dass ein Kraftausdauertraining, durchgeführt mit niedriger Intensität (40 bis 60 Prozent MVC = maximal mögliche Kontraktionsbelastung = 1er-Maximum) und hoher Wiederholungszahl (15 bis 20), nur einen moderaten Anstieg der Blutdruckwerte hervorruft, vergleichbar mit demjenigen, der auch bei moderatem Ausdauertraining entsteht. Richtig durchgeführt, individuell dosiert, medizinisch überwacht und kontrolliert durch erfahrene Sporttherapeuten, ist ein dynamisches Kraftausdauertraining zumindest für bestimmte Patientengruppen nicht mit einem höheren Risiko verbunden als ein aerobes Ausdauertraining und kann begleitend zum Ausdauertraining die Muskelkraft und -ausdauer verbessern, die Herz-

Kreislauf-Funktion, Stoffwechsel, kardiovaskuläre Risikofaktoren sowie psychosoziales Wohlbefinden und Lebensqualität positiv beeinflussen.

Bei der aktuellen Datenlage kann Krafttraining jedoch keineswegs für alle Patientengruppen ohne Bedenken empfohlen werden. Die geeignete Art und Durchführung des Trainings ist in hohem Maße von dem aktuellen klinischen Status, von der kardialen Belastbarkeit sowie möglichen Begleiterkrankungen des Patienten abhängig. Die meisten bis jetzt durchgeführten Studien sind mit kleinen Gruppen männlicher Patienten mittleren Alters, mit nahezu normaler aerober Ausdauerleistungsfähigkeit und einer guten linksventrikulären Funktion durchgeführt worden. Auf dieser Grundlage kann die Integration von dynamischen Kraftübungen bei der kardialen Rehabilitation nur für gut belastbare KHK-Patienten ohne Bedenken empfohlen werden.

Da sich bei Patienten mit myokardialer Ischämie und/oder schlechter linksventrikulärer Funktion bei der Durchführung von kräftigenden Übungen Wandbewegungsstörungen und/oder gefährliche ventrikuläre Arrhythmien entwickeln könnten, werden folgende Voraussetzungen empfohlen: moderate bis gute linksventrikuläre Funktion, gute kardiale Belastbarkeit (= > 1,4 Watt pro Kilogramm Körpergewicht) ohne Angina-pectoris-Symptomatik oder Streckensenkung, unter Beibehaltung der klinisch notwendigen Medikation. In den vorgelegten Empfehlungen wird auf der Basis der aktuellen Datenlage eine Risikostratifikation für das Krafttraining in der kardiologischen Rehabilitation vorgenommen, und diese wird durch spezifische Empfehlungen für spezielle Patientengruppen sowie detaillierte Hinweise für Aufbau und Durchführung des Therapieprogramms ergänzt.

aus: Einsatz von Kraftausdauertraining und Muskelaufbautraining in der kardiologischen Rehabilitation – Empfehlungen der dt. Gesellschaft für Präv. und Rehab. von HK-Erkrankungen e.V.

Muskelaufbautraining nach dem Herzinfarkt

Risikostratifikation

in Anlehnung an die Empfehlungen der American Heart Association (AHA)

Risikoklasse A – „Gesunde"
1. Kinder, Heranwachsende, Männer unter 45, Frauen unter 55 Jahren ohne Symptome einer Herzerkrankung oder ohne bekannte Herzerkrankung oder ohne Haupttrisikofaktoren (Rauchen, Diabetes, Hypertonie, Hypercholesterinämie) für KHK
2. Männer über 45 und Frauen über 55 Jahren ohne Symptome einer Herzerkrankung oder ohne bekannte Herzerkrankung und mit weniger als zwei Hauptrisikofaktoren
3. Männer unter 45 und Frauen unter 55 Jahren ohne Symptome einer Herzerkrankung oder ohne bekannte Herzerkrankung und mit zwei oder mehr als zwei Hauptrisikofaktoren

Risikoklasse B – stabile kardiovaskuläre Erkrankung; niedriges Risiko für Komplikationen bei größerer körperlicher Belastung
1. Patienten mit KHK (Herzinfarkt, PTCA, Bypass-Operation, auffälliger Belastungstest und auffälliges Koronarogramm) in stabilem Zustand und klinisch charakterisiert wie unten
2. Mit Herzklappenerkrankung (schwere Stenose oder Regurgitation ausgeschlossen) klinisch charakterisiert wie unten (angeborene Herzfehler bedürfen einer gesonderten individuellen Betrachtung)
3. Mit Kardiomyopathie (EF ≥30%) bei stabiler Herzinsuffizienz (ausgenommen HCM oder kürzliche Myokarditis < 6 Monate)
4. Mit auffälligem Belastungstest, der nicht die Klasse C trifft.
Klinisch charakterisiert durch alle folgenden Punkte:
1. NYHA-Klasse I oder II
2. Leistungsfähigkeit ≥6 METS/≥1,4 Watt pro Kilogramm Körpergewicht

3. Keine manifesten Zeichen einer Herzinsuffizienz
4. Keine Zeichen einer myokardialen Ischämie oder Angina pectoris in Ruhe oder beim Belastungstest bei ≤6 METS/≤1,4 Watt pro Kilogramm Körpergewicht
5. Angemessener Anstieg des systolischen Blutdrucks während Belastung
6. Keine ventrikulären Tachykardien in Ruhe oder während Belastung
7. Fähigkeit ausreichender Selbsteinschätzung der Belastungsintensität

Risikoklasse C – mittleres bis hohes Risiko für kardiale Komplikationen bei körperlicher Belastung und/oder unfähig zur Selbstbestimmung beziehungsweise zum Verständnis des Aktivitätsniveaus

1. – 3. Wie Klasse B, bei 3. EF <30%

4. Mit nicht beherrschten komplexen ventrikulären Arrhythmien

Klinisch charakterisiert durch einen der folgenden Punkte:

1. NYHA-Klasse III
2. Ergebnis des Belastungstests:
   - Leistungsfähigkeit <6 METS/< 1,4 Watt Kilogramm Körpergewicht
   - Angina pectoris oder Ischämiezeichen bei einer Belastung <6 METS/< 1,4 Watt pro Kilogramm Körpergewicht
   - Abfall des systolischen Blutdrucks während Belastung
   - Nicht anhaltende ventrikuläre Tachykardie während Belastung
3. Bereits überlebter primärer plötzlicher Herztod (zum Beispiel nicht im Rahmen eines akuten Herzinfarktes oder eines kardialen Eingriffs)
4. Ein medizinisches Problem, das durch den Arzt als potenziell lebensbedrohlich eingestuft wird

Risikoklasse D (Instabile Patienten; körperliche Aktivität zu Trainingszwecken kontraindiziert)
1. Patienten mit instabiler Angina pectoris
2. Schwere und symptomatische Herzklappenstenose oder -regurgitation (angeborene Herzfehler bedürfen einer gesonderten individuellen Betrachtung)
3. Manifeste Herzinsuffizienz (insbesondere NYHA-Klasse IV)
4. Nicht beherrschte Arrhythmien
5. Andere klinische Situationen, die sich unter Belastung verschlechtern

Tabelle 1 – aus: Einsatz von Kraftausdauertraining und Muskelaufbautraining in der kardiologischen Rehabilitation – Empfehlungen der dt. Gesellschaft für Präv. und Rehab. von HK-Erkrankungen e.V.

Empfehlungen zur Risikoeinschätzung beim Krafttraining

Vor Aufnahme eines Krafttrainingsprogramms müssen die in Frage kommenden Patienten gründlich medizinisch untersucht werden, um sowohl kardiovaskuläre als auch orthopädische / muskuloskelatale (skelettmuskulaturbezogene) Kontraindikationen auszuschließen. Altersbedingte und/oder durch Bettlägerigkeit oder körperliche Inaktivität bedingte Muskelatrophien, die möglicherweise vorliegen, müssen erfasst und berücksichtigt werden. In der kardiologischen Rehabilitation kann Krafttraining für ausgewählte Patienten in Phase II und Phase III in Erwägung gezogen werden. In Phase I ist ein Krafttraining kontraindiziert.

Eine Risikostratifikation kann in Anlehnung an die AHA vorgenommen werden. Für die Risikoklasse A gelten keine Einschränkungen bei körperlicher Aktivität. Im Falle von A2 ist es empfehlenswert, bei A3 zwingend, eine medizinische Untersuchung und ein Belastungs-EKG durchzuführen, bevor größere körperliche Belastungen begonnen werden. Überwachtes Training ist nicht zwingend; das Gleiche gilt für EKG- oder RR-Monitoring. Bei untrainierten Personen kann zunächst über zwei bis vier Wochen ein einleitendes aerobes Ausdauertraining sinnvoll sein, bevor mit einem Krafttraining begonnen wird.

Bei der Risikoklasse B handelt es sich um typische Patienten in der kardiologischen Rehabilitation. Die Intensität körperlicher Aktivität muss anhand der Ergebnisse eines Belastungs-EKGs durch qualifizierte Ärzte individuell festgelegt werden. Für Patienten dieser Gruppe kann ein medizinisch überwachtes, individuell dosiertes und kontrolliertes Kraftausdauertraining, das unter Leitung eines erfahrenen Sporttherapeuten (Diplom-Sportlehrer, qualifizierter Personal Trainer, Bewegungstherapeut oder Physiotherapeut mit Zusatz Herzgruppenleiter) durchgeführt wird, empfohlen werden. Zumindest während der ersten Trainingseinheiten sind ein EKG- und RR-Monitoring sowie die Erfassung von Symptomen und subjektiv empfundener Schwere der Belastung (Borg-Skala) empfehlenswert. Vor Aufnahme des Krafttrainings sollte auch der Patient mit niedrigem bis moderatem Risiko mindestens für ein bis Wochen an einem aeroben Ausdauertraining teilgenommen haben. Dies gilt auch für Patienten nach PTCA. Mit niedrig dosiertem Krafttraining sollte frühestens zwei bis drei Wochen nach dem Myokardinfarkt begonnen werden. Individuelle Beratung und Anleitung des Patienten müssen gewährleistet sein. Ein erfahrener Arzt (Erfahrung Innere Medizin, kardiologische Rehabilitation) muss verfügbar sein.

Für Patienten der Risikoklasse C fehlen randomisierte und kontrollierte Studien über Nutzen und Sicherheit des Krafttrainings. Für diese Patientengruppe bedarf es weiterer qualitativ hochwertiger Untersuchungen zur Überprüfung der hämodynamischen Auswirkung von Kraftbelastungen. Die Ergebnisse kleinerer Studien weisen darauf hin, dass auch diese Patienten bei entsprechender Durchführung von einem Krafttraining profitieren. Dies kann jedoch auf Grund der aktuellen Datenlage nicht grundsätzlich und ohne Einschränkung empfohlen werden. Bei Patienten dieser Risikogruppe bedarf es vor Aufnahme eines Krafttrainings jeweils einer individuellen Risikoabschätzung. Das Training sollte vorsichtig mit einer niedrigen Intensität (30% MVC) begonnen werden, die bei komplikationslosem Verlauf allmählich gesteigert werden kann. Obligatorisch sind eine medizinische Überwachung und die Anleitung durch einen qualifizierten und erfahrenen Sporttherapeuten. Es gelten zudem die gleichen Sicherheitsaspekte wie in der Risikoklasse B.

Für Patienten der Risiko-Klasse D ist Krafttraining kontraindiziert.

Absolute Kontraindikationen für ein Krafttraining sind: instabile Angina pectoris, unkontrollierte Hypertonie (systolischer Blutdruck >160 mmHg, diastolischer Blutdruck >100 mmHg), unkontrollierte Herzrhythmusstörungen, Herzinsuffizienz (noch nicht abgeklärt und nicht ausreichend gut eingestellt), schwere stenotisierende und insuffiziente Herzklappenerkrankungen und hypertrophe Kardiomyopathie.

aus: Einsatz von Kraftausdauertraining und Muskelaufbautraining in der kardiologischen Rehabilitation – Empfehlungen der dt. Gesellschaft für Präv. und Rehab. von HK-Erkrankungen e. V.

Worauf es ankommt

Erst Gesundheit, dann Kraft – und dann Körperoptik

Sie sollten auch im Kopf zum jetzigen Zeitpunkt Ihrer Gesundung und Ihres Trainings begriffen haben, worum es geht. Sollten Sie in der Lage sein, ein gemäßigtes Krafttraining zu beginnen, kann man Ihnen nur gratulieren, aber Sie müssen sich im Klaren darüber sein, dass Sie nicht verbissen an den Kraftgeräten lostrainieren dürfen, sondern dass immer noch die Gesundheit des Herzens im Vordergrund steht. Zum jetzigen Zeitpunkt soll Ihnen erst mal ein leichtes Krafttraining helfen, ein verbessertes Körpergefühl zu bekommen, Ihren Körper wieder zu spüren und Ihr Herz langsam an intensivere Belastungen heranzuführen. Ein Mehr an Muskulatur wird ihnen in vielerlei Hinsicht helfen und gut tun. Ein verbesserter Nährstoffwechsel, ein höherer Grundumsatz an Kalorien, eine verbesserte inter- und intramuskuläre Koordination (intermuskulär = Koordination der Gelenkapparate/Gliedmaßen zueinander; intramuskulär = Zusammenspiel Nerv und Muskel in der Muskulatur) und ein damit einhergehendes positiveres Körpergefühl. Sie werden mit der Zeit merken, wie Ihre Kraftfähigkeiten besser werden, sowohl im Training als auch praktisch im Alltag, beim Treppensteigen, im Haushalt. Sie sind kräftiger geworden und haben dadurch mehr Lebenskraft gewonnen. Als Letztes steht dann die Körperoptik auf ihrer Prioritätenliste. Dieser Effekt wird sich automatisch einstellen und ist die positive Begleiterscheinung Ihres Herz-Kreislauf-Trainings und Ihrer muskulären Aktivitäten.

Unter Muskeltraining verstehen wir in diesem Buch das aktive, durch Gesundheit und Trainingsplan gesteuerte Training der einzelnen Muskelgruppen am Körper zur Verbesserung der elementaren individuellen Kraftfähigkeiten und der Körperkoordination, zur Prävention von Schäden am Bewegungsapparat unter dem absoluten und unabdingbaren Einbeziehen der individuellen Indikationen nach dem Herzinfarkt. Hierzu haben Sie ja bereits die vorhergehenden Kapitel genau gelesen und verinnerlicht.

Muskelaufbautraining – zunächst Training für den Alltag

Gesundes Herz, dann Kraft, dann Muskeln. Natürlich werden Sie von Beginn an Muskeln aufbauen, einfach weil der Köper auf Ihr Training mit einer Anpassung an eine Mehrbelastung im Vergleich zu vorher reagieren muss. Zunächst geschieht das weniger sichtbar als vielmehr spürbar. Die Ziele, die Sie also im Moment mit ihrem Krafttraining verfolgen, lauten: eine bessere Bewältigung von Alltagsbelastungen und eine Stärkung Ihres Körper- und dadurch Ihres Selbstwertgefühls.

Mehr Muskulatur heißt also, mehr Kraft haben, denn Muskeln machen Bewegungen, heben Sachen hoch und können Gewichte halten. Im Alltag werden Sie das schnell merken und zu schätzen wissen. So gibt es eine Vielzahl alltäglicher Belastungen, bei denen bessere Kraftfähigkeiten durchaus hilfreich sind und in diesem Zusammenhang auch das Herz-Kreislauf-System und damit das Herz entlasten. Es stellen sich viele kleine positive Aha-Erlebnisse ein, wie zum Beispiel Getränkekästen stapeln zu können, ohne außer Atem zu kommen oder schwache Arme zu kriegen. Muskeln bedeuten Kraft; das wiederum ist positiv und gibt Ihnen Selbstbewusstsein und tut Ihrer Seele gut.

Auf die Intensität kommt es an

Mit der gewählten Intensität (= Verhältnis Gewicht und Wiederholungszahl) beim muskulären Training legen Sie das Maß der Belastung auf Muskeln und Herz-Kreislauf-System fest. Je mehr Gewicht Sie versuchen zu heben oder zu drücken, desto mehr muss Ihr Herz arbeiten, um die beanspruchte Muskulatur mit Energie, Blut und Sauerstoff zu versorgen. Je mehr Muskulatur Sie dabei beanspruchen, desto mehr muss Ihr Herz schlagen. Es ist bei muskulären Kraftanstrengungen – und das Gleiche gilt für ähnliche Belastungen im Alltag – also leichter möglich, die vom Arzt vorgeschriebenen Pulsbereiche zu erreichen und zu übertreffen. Nicht über einen längeren Zeitraum wie beim Ausdauertraining, aber im Moment der Kraftanstrengung beziehungsweise während der Abfolge mehrerer wiederholter Kraftbewegungen. Ein Alltagsbeispiel hierfür ist das Schneeschippen; Hier heben Sie die Schneeschaufel, beladen mit ein Paar Kilogramm Schnee, an, hoch, rüber und wieder zurück zum Neuaufladen. Eigentlich eine klassische Kraftübung, die auch Ihre Pumpe sehr fordert.

Genau diese Anstrengung, wie sie beim Muskeltraining passiert, kann durch die Wahl der richtigen Intensität gesteuert, kontrolliert und angepasst werden. Die Intensität wird durch das Verhältnis von Gewicht und Wiederholungszahl festlegt. Das Ziel beim Krafttraining ist es ja, innerhalb einer festgelegten Anzahl von Wiederholungen der Muskulatur einen Trainingsreiz zu setzen. Trainingsreiz heißt, Sie fordern Ihre Muskulatur in einer Art und Weise, dass sie sich der Belastung anpasst, sie also kräftiger wird, um im nächsten Training die gleiche Belastung oder mehr zu schaffen.

Wie hoch dieser Trainingsreiz ist, hängt vom Grad der muskulären Erschöpfung ab, und genau die will am Anfang wohl dosiert sein. Sie sollten also zu Beginn Ihres Muskeltrainings auf keinen Fall bis zur Muskelerschöpfung trainieren, was bedeutet: Sie schaffen die angegebene Wiederholungszahl gerade so oder sogar aufgrund von Muskelversagen nicht mehr. Das ist tabu, und zwar noch eine ganze Weile. Und genau aus diesem Grund trainieren Sie anfangs nicht alleine, sondern suchen sich eine persönliche Trainingsbetreuung, zum Beispiel einen Personal Trainer, der diese Intensität gemäß Ihren individuellen Vorausetzungen für Sie plant und steuert und immer wieder während des Trainings kontrolliert und anpasst.

Aerob ist auch hier das Entscheidende

Ebenso wenig wie Sie beim Herz-Kreislauf-Training in einen Sauerstoffmangel hineintrainieren sollen, müssen Sie das auch beim Muskeltraining vermeiden. Sobald auch hier die Anstrengung so hoch wird, dass Sie Mühe haben, Luft zu holen, arbeitet das Herz schon auf Hochtouren, um die beanspruchte Muskulatur mit Blut und Sauerstoff zu versorgen, und dementsprechend hoch wird Ihr Blutdruck dann sein. Das schadet Ihnen, ist gefährlich und auch ineffektiv bezogen auf das Training an sich. Sie sollen also mit einer Intensität arbeiten, bei der Sie Ihre Abfolgen an Durchgängen an jedem Kraftgerät mit der angegebenen Wiederholungszahl angenehm und relativ locker schaffen, sodass Sie zu keiner Zeit der Übung auch nur annähernd kurzatmig werden. Sie werden durchaus teilweise das Kopfgefühl haben, dass Sie mehr schaffen würden, aber Sie werden es nicht ausprobieren. Denn wann Sie steigern, wird vom Trainer festgelegt.

Gerade auch deswegen ist eine persönliche Betreuung so wichtig: Sie können und sollen genau diese Empfindungen mit einem Fachmann diskutieren und erörtern: Schaffe ich mehr? Können wir das Gewicht schon steigern? Ist das Gewicht doch zu gering? Alleine begeben Sie sich mit all diesen Faktoren aufs Glatteis. Ein Personal Trainer wird hier zum unschätzbaren Beistand. Ein Personal Trainer muss genau an diesem Punkt auch mal streng sein, und genau deswegen rate ich vom alleinigen Training an Kraftgeräten, zumindest in den ersten sechs Monaten, ab.

Wer sich wohl fühlt, überlastet sich nicht

Das muss man relativ betrachten. Eigentlich wollte ich hier schreiben, dass Sie sich wohlfühlen sollen, also keine übermäßige Anstrengung empfinden sollten. Aber das sind Empfindungen, und die täuschen manchmal. Mal abgesehen davon, dass es Leute gibt, die sich erst dann wohl fühlen, wenn sie sich absolut verausgabt haben. Also vorsichtig! Das Training an den Geräten ist zunächst ein Beobachten der eigenen Empfindungen und das Ihres Erscheinungsbildes durch den Trainer. Ihr eigenes Wohlfühlen muss immer mit den Trainingsparametern wie Intensiät und Herzschlag abgeglichen werden.

Aber eines gilt immer: Wenn Sie sich nicht wohlfühlen, brechen Sie die Übung ab und sagen Sie es ihrem Trainer. Sie beide sind ein Team. Der Trainer kann Ihnen nur helfen, wenn Sie mit Bedacht und absoluter Selbstkontrolle ans Werk gehen.

Pulskontrolle beim Muskeltraining

Die Kontrolle der Herzfrequenz ist nicht nur beim Herz-Kreislauf-Training wichtig, sie wird Ihnen auch beim Muskeltraining wertvolle Dienste leisten. Sie gewährleistet nämlich das Einhalten des vorgegebenen, für Sie verträglichen Pulsbereichs auch beim Krafttraining. Sie werden dadurch auch lernen, die einzelnen Kraftübungen einzuschätzen, und Sie werden merken, dass

Ihr Puls umso weiter nach oben geht, je mehr Muskulatur Sie bei den einzelnen Übungen beanspruchen oder je höher Sie die Intensität bezogen auf Wiederholungszahl und Gewicht wählen. Der Puls ist also der eindeutige Gradmesser dafür, wie das Herz in Arbeit kommt, wenn mehr Muskeln oder mehr Gewicht bewegt werden. Und das sind wiederum auch wichtige körperliche Erfahrungen für den Alltag. Jedoch ist, wie bereits beschrieben, die Pulskontrolle nur ein Medium, das Sie beim muskulären Training begleitet.

Die verschiedenen Intensitätsbereiche

Nachdem das Wort Intensität schon so oft erwähnt worden ist, stelle ich ihnen nachfolgend die drei klassischen Intensitätsbereiche beim Muskeltraining dar. Der Muskel entwickelt sich, bezogen auf Kraft und Wachstum, nur, weil er sich dem gesetzten Trainingsreiz anpasst, das heißt, die Muskulatur baut ab einem bestimmten Maß der Beanspruchung eine Leistungsreserve auf, passt sich der Belastung an. Krafttraining ist also lediglich ein Aufaddieren dieser Trainingsanpassungen, bezogen auf Muskelkraft und Muskelwachstum. Trainieren Sie zum Beispiel erst nach ungefähr fünf bis sieben Tagen wieder Ihre Muskulatur, hat der Muskel den Trainingseffekt vergessen. Dazu aber später mehr. Nun also die Klassifizierung der drei klassischen Intensitätsbereiche beim Krafttraining:

1. Maximalkraft: Die Maximalkraft ist der höchste willkürlich realisierbare Kraftwert (MVC = maximum volontary contraction), der gegen einen Widerstand erzeugt werden kann. *Wiederholungszahlbereich 1 bis 6.* Die Muskulatur reagiert hier mit einer Verbesserung der maximalen Kraftfähigkeiten und einem Muskelvolumenzuwachs.

   Dieser Intensitätsbereich ist für Sie nicht geeignet und verboten und auch für den Erhalt einer normal trainierten Muskulatur nicht notwendig. Er ist Leistungssportlern oder Bodybuildern vorbehalten.

1er-Maximum / MVC = der Wert, den Sie bei einer bestimmtem Übung in der Lage sind, maximal ein Mal zu bewegen. Intensitätsbereiche werden von diesem Wert abgeleitet und auf ihn bezogen in Prozent angegeben

2. Muskelaufbau: *Wiederholungszahlbereich 8 bis 12.* Hier reagiert die Muskulatur mit einer Anpassung an die Belastungen verstärkt mit der Neubildung von Muskelfasern, also mit einem Zuwachs an Muskelvolumen. Gleichzeitig werden auch Kraftfähigkeiten verbessert.

3. Kraftausdauer: *Wiederholungsbereich 15 bis 30.* Dieser Bereich trainiert vorhandene Muskelfasern aus und verbessert die Kraftausdauerfähigkeit, einen Widerstand über einen längeren Zeitraum bewegen zu können. Liegt die Belastung bei weniger als 30 Prozent vom MVC Ihrer Kraftfähigkeiten, spricht man von Ausdauertraining und nicht mehr von Kraftausdauer. Dies ist zum Beispiel beim Fahrradfahren bezüglich der Oberschenkelmuskulatur der Fall oder beim Heben von kleinen Gewichten in Bereiche von 30 und mehr Wiederholungen hinein.

   Im Kraftausdauerbereich verbessern Sie den Muskeltonus im Hinblick auf Aushärtung und Straffung der Muskulatur und die Ausdauerfähigkeiten der Muskulatur in Bezug auf die Sauerstoffaustauschfähigkeiten und -ausnutzung (= wie viel eingeatmeter Sauerstoff kommt in der Muskulatur ausreichend an) der Muskeln unter Belastung.

Die Wahl der Wiederholungszahl und damit die Trainingsplanung und -steuerung ist Sache ihres Personal Trainers oder Betreuers im Fitnessstudio. Er entscheidet auch in Zusammenarbeit mit Ihrem Arzt und/oder Kardiologen, in welche Intensitätsbereiche Sie sich zum gegebenen Zeitpunkt begeben dürfen.

Für Sie werden es zu Beginn auf jeden Fall niedrige Intensitäten sein. Wo Sie am Ende mit Ihrem Muskeltraining landen werden und ab wann Sie sich verstärkt Gedanken über gezieltes Training zur Verbesserung der Körperoptik machen dürfen, hängt wirklich vom Einzelfall ab und sollte fachmännisch und unter ärztlicher Aufsicht angegangen werden. Mit den richtigen körperlichen Voraussetzungen, der richtigen Anleitung, Planung und Betreuung sollte einem ganzheitlichen Training für mehr Vitalität und Lebenskraft nach dem Herzinfarkt nichts im Wege stehen.

Trainingsplanung und Trainingsbeginn

Hinweise für die Durchführung des Trainings

Bei der Übungsauswahl und Durchführung eines Krafttrainings in der kardiologischen Rehabilitation steht die Sicherheit des Patienten an erster Stelle. Das Training muss individuell dosiert, medizinisch überwacht und kontrolliert durch erfahrene Sporttherapeuten durchgeführt werden. Für jeden Patienten müssen ein individuelles Trainingsprogramm erarbeitet und erreichbare Trainingsziele formuliert werden. Beides muss mit dem Patienten besprochen werden. Jeder Patient muss eine individuelle und kontrollierte Einführung in das Training erhalten. In Tabelle 2 sind Empfehlungen zum Aufbau und zur Durchführung eines Kraftausdauer- und Muskelaufbautrainings in der Kardiologischen Rehabilitation zusammengefasst. Aufgrund der Blutdruckreaktion unter Belastung sollte bei Krafttraining mit Herzpatienten die dynamische Komponente der Belastung möglichst hoch sein. Rein statische (isometrische) Belastungen sind zu vermeiden. Die Pressatmungsgefahr ist bei isometrischen Belastungen besonders hoch.

Zudem bereitet die richtige Dosierung Schwierigkeiten, da jeder Patient entsprechend seiner Motivation und Persönlichkeit viel oder wenig Intensität in die Belastung hineinlegt. Vor Beginn des eigentlichen Trainings muss der Patient in den ersten Übungseinheiten auf die nachfolgenden Trainingsreize und -belastungen durch eine Verbesserung der intermuskulären Koordination und der Körperwahrnehmung vorbereitet werden, verbunden mit einem behutsamen Erlernen und Einüben der richtigen Bewegungsausführung. Das Vortraining ist mit niedrigem Bewegungstempo und geringer Wiederholungszahl (etwa fünf bis zehn Wiederholungen) mit sehr niedriger Intensität (<30 Prozent der Maximalkraft, beziehungsweise ohne Widerstand) durchzuführen. Für Herzpatienten ist ein Kraftausdauertraining erste Wahl – das heißt dynamische Durchführung mit hoher Wiederholungszahl (zwölf bis 30 Wiederholungen) und niedriger Intensität (30 bis 50 Prozent der Maximalkraft). Nach einem erfolgreich und komplikationslos durchgeführten Kraftausdauertraining (zwei bis drei Mal pro Woche für mindestens vier bis sechs Wochen) kann bei ausgewählten Patienten zu einem Muskelaufbautraining mit höherer Intensität (40 bis 60 Prozent) übergegangen werden.

Für das Krafttraining mit Herzpatienten eignet sich insbesondere der Einsatz von Therabändern oder auch kleineren Gewichten, wie zum Beispiel kleinen Hanteln. Gezielter und mit einer geringeren Überbelastungsgefahr kann das Training individuell dosiert an Krafttrainingsgeräten durchgeführt werden. Diese bieten den Vorteil einer exakteren Dosierung und besseren Einstellung und Führung der Bewegung. Das Fahrradergometer bietet sich ebenfalls als ein geeignetes Trainingsgerät für das Training der Muskulatur der unteren Extremitäten an. Das Training kann als Intervalltraining durchgeführt werden.

Um richtig zu dosieren, ist zunächst darauf zu achten, dass dieselbe Übung für jeden eine andere Belastung zur Folge haben kann. Dabei spielen Faktoren wie Körpergewicht, Koordination, Intention und Ängste eine Rolle. Die richtige Belastungsdosierung ist in hohem Maße vom Ausprägungsgrad des Belastungsempfindens des trainierenden Patienten abhängig. Die Entwicklung eines guten Bewegungs- und Belastungsgefühls ist somit eine wichtige Voraussetzung für die richtige Belastungsdosierung bei Kraftbeanspruchungen. Hierzu kann unter anderem die Borg-Skala (Tabelle 3) eingesetzt werden. Um die kardiale Überbelastungs- und Verletzungsgefahr möglichst gering zu halten, sollte das Training mit niedriger Intensität begonnen werden. Die Intensität ist zu Beginn des Trainings im Bereich von 30 bis 50 Prozent der Maximalkraft (MVC) festzulegen. Bei niedriger Belastbarkeit und/oder hohem Lebensalter sollte die Anfangsbelastung bei maximal 30 Prozent MVC liegen, während gut belastbare Patienten mit höheren Belastungen (bis zu 50 Prozent MVC) beginnen können.

Die Belastung sollte zwölf bis 15 Wiederholungen mühelos, ohne Pressatmung und beschwerdefrei erlauben. Gut belastbare und trainierte Patienten mit niedrigem kardialen Risiko können nach einer Trainingsphase von mindestens vier bis sechs Wochen die Belastung langsam ihrem gewünschten persönlichen Belastungsempfinden anpassen. Dies gilt jedoch nur für einen akzeptablen Belastungsbereich von bis zu 60 Prozent MVC und sollte in Abstimmung mit dem behandelnden Arzt und unter Kontrolle des betreuenden Sporttherapeuten geschehen. Zur Festlegung der richtigen Trainingsintensität sind Maximalkrafttests für Herzpatienten ungeeignet, da diese stets mit Pressatmung und hohem Blutdruckanstieg verbunden sind.

Die richtige Belastung kann über eine stufenweise Steigerung der Belastung festgelegt werden. Die Austestung beginnt mit einer sehr niedrigen Belastung, die mühelos bewältigt wird. Durch stufenweise Steigerung des Widerstandes wird die Belastung festgelegt, die zwölf bis 15 Wiederholungen mühelos, beschwerdefrei und ohne Pressatmung erlaubt. Um Pressatmung zu vermeiden, sind gezielte Atemhinweise zu geben: während des Anhebens des Gewichtes (Belastung) ausatmen und beim Absenken einatmen (Entlastung).

aus: Einsatz von Kraftausdauertraining und Muskelaufbautraining in der kardiologischen Rehabilitation – Empfehlungen der dt. Gesellschaft für Präv. und Rehab. von HK-Erkrankungen e.V.

Empfehlungen zum Aufbau und zur Durchführung eines Kraftausdauer- und Muskelaufbautrainings in der kardiologischen Rehabilitation.

Trainingsaufbau	*Trainingsziel*	*Belastungsform*
Stufe I Vortraining	Erlernen und Einüben einer richtigen Durchführung, Wahrnehmungsschulung, Verbesserung der intermuskulären Koordination	Dynamisch
Stufe II Kraftausdauertraining	Verbesserung der lokalen aeroben Ausdauer, Verbesserung der intermuskulären Koordination	Dynamisch
Stufe III Muskelaufbautraining	Vergrößerung des Muskelquerschnitts (Hyperthrophie), Verbesserung der intramuskulären Koordination	Dynamisch

Spezielle Trainingshinweise

- Standardisierte Mobilisations- und Dehnungsübungen, als Aufwärmung, Vorbereitung und Nachbereitung,
- besonderen Wert auf das Erlernen einer korrekten Übungsdurchführung legen,
- große Muskelgruppen vor kleinen trainieren,
- Gewichte langsam und kontrolliert anheben; die Ausnutzung des gesamten Bewegungsspielraums der Gliedmaßen beachten,
- eine ununterbrochene, angespannte Griffweise vermeiden,
- nach jeder konzentrisch-exzentrischen Phase kann eine vollständige Entspannungsphase zwischengeschaltet werden.
  Das zeitliche Verhältnis zwischen konzentrischer Kontraktion, exzentrischer Kontraktion und Relaxation sollte 1 : 1 : 2 betragen. Bewährt hat sich das Zeitmuster 1,5 s : 1,5 s : 3 s,

Tabelle 2 – aus: Einsatz von Kraftausdauertraining und Muskelaufbautraining in der kardiologischen Rehabilitation – Empfehlungen der dt. Gesellschaft für Präv. und Rehab. von HK-Erkrankungen e. V.

Intensität	Wiederholungszahl	Trainingsumfang
< 30% MVC	5 – 10	2-3 Einheiten pro Woche, jeweils 1-3 Durchgänge
30 – 50% MVC RPE 12-13	12 – 25	2-3 Einheiten pro Woche, jeweils 1 Durchgang
40-60% MVC RPE ≤ 15	8 – 15	2-3 Einheiten pro Woche, jeweils 1 Durchgang

- zur Schulung der Eigenwahrnehmung Kontrolle der Herzfrequenz und der RPE-Werte,
- Pressatmung durch gezielte Atemhinweise vermeiden,
- Blutdruckmessung vor Beginn und nach Beendigung des Trainings,
- beim Auftreten von Warnzeichen/Schwächeanzeichen (z. B. Schwindel, Arrhythmien, Luftnot/Kurzatmigkeit, Angina pectoris) die Übung sofort beenden.

Die „Borg-RPE-Skala" zur Abschätzung des Anstrengungsempfindens

Die Borg-Skala dient dazu, neben den objektiven physiologischen Parametern ergänzend subjektive Kriterien zur Beurteilung von Leistungssituationen heranziehen zu können. Für Patienten mit moderatem Risiko sollte die Belastung maximal als RPE 15 empfunden werden, eigentlich aber eher niedriger (RPE 12 bis 13). Bei Kraftbelastungen gibt die dabei erreichte Herzfrequenz wenig Auskunft über die tatsächliche Belastung. Eine Herzfrequenzkontrolle kann jedoch trotzdem für die Eigenwahrnehmung der Patienten sowie zur Vermeidung einer Überschreitung der maximal erlaubten Trainingsherzfrequenz bei höheren Belastungen sinnvoll sein. Eine Überwachung des Blutdruckverhaltens während Kraftbelastungen wäre sinnvoll, ist jedoch mit Standardmessmethoden nicht möglich. Eine Messung, die nach Beendigung der Belastung durchgeführt wird, vermittelt nicht das wahre Bild der Blutdruckveränderungen unter Belastung, da der Blutdruck nach Abbruch der Belastung rasch wieder abfällt. Eine Blutdruckmessung vor Beginn und nach Beendigung des Trainings ist jedoch zur Kontrolle und Dokumentation sinnvoll. Der Schwerpunkt sollte eher auf ein vielseitiges Trainingsprogramm mit Beanspruchung möglichst vieler Muskelgruppen gelegt werden anstatt auf die Durchführung mehrerer Sätze von wenigen Übungen. Als Trainingshäufigkeit werden zwei bis drei Trainingseinheiten pro Woche empfohlen, wobei zu beachten ist, dass etwa 75 Prozent des Trainingsgewinns, der bei dreimaligem Training pro Woche erzielt werden kann, bereits bei einem zweimaligen Training pro Woche erzielt wird. Auf jeden Trainingstag sollte mindestens ein Ruhetag folgen.

6	**Überhaupt nicht anstrengend**	0% MVC
7	**Extrem leicht**	10% MVC
8		
9	**Sehr leicht**	
10		
11	**Leicht**	30% MVC
12		
13	**Etwas anstrengend**	40% MVC
14		
15	**Anstrengend, schwer**	60% MVC
16		
17	**Sehr anstrengend**	70% MVC
18		
19	**Extrem anstrengend**	90% MVC
20	**Maximale Anstrengung**	100% MVC

Tabelle 3: Borg-Skala / RPE 6-20 / RPE = rate of perceived exertion = Grad der erreichten Anstrengung / % MVC = maximum volontary contraction = Intensität in Prozent von einer maximal willkürlichen Kontraktion (1er-Maximum)

Das Training mit Michael – wie alles begann

Es war voriges Jahr im April, als Michael auf einmal im Fitnessstudio vor mir stand und meinte, er brauche Unterstützung beim Training. Er erzählte mir dann von seinem Herzinfarkt und seiner dreifachen Bypass-Operation im vergangenen Jahr und dass er nun seit drei Monaten hier im Fitnessstudio Mitglied sei. Er benötige jetzt Unterstützung, da er das Gefühl habe, er gehe ohne Betreuung nicht kalkulierbare Risiken ein, und wolle außerdem inhaltlich korrekt und seinen Vorausetzungen gemäß maximal effektiv trainieren.

Das war, wie sich herausstellen sollte, eine sehr kluge und lohnende Entscheidung von Michael. Nachfolgend möchte ich Ihnen deswegen den sportlichen Werdegang und Michaels körperliche Entwicklung innerhalb eines knappen Jahres Training aufzeigen. Dies soll allen Mut machen, die nach dem Herzinfarkt körperlich und auch sportlich wieder Fuß fassen wollen. Es ist die Schilderung eines Einzelfalls und dient nicht zur unüberlegten Nachahmung, sondern soll aufzeigen, was nach einem Herzinfarkt körperlich wieder möglich sein kann.

Ob Sie denselben Weg gehen können, müssen Sie mit Ihren betreuenden Ärzten absprechen. Ein qualifizierter Personal Trainer kann Ihnen dann bei Ihrem Training beistehen, und dazu rate ich Ihnen auch. Diese Investition in Ihre Gesundheit wird sich ein Leben lang auszahlen.

Das Okay vom Arzt zum Herz-Kreislauf-Training hatte Michael bereits vor drei Monaten erhalten. Ihm waren sogenannte koronare Sportgruppen eher ein Gräuel, und er meinte, da mache man ihn eher wieder krank, und das passe auch nicht zu seinem neu gewonnenen positiven Lebensgefühl, seiner körperlichen Einstellung und seinem Lifestyle. Und schließlich könne man ja auch in einem Fitnessstudio gezielt und vorsichtig an seiner Gesundung arbeiten. Ich konnte das wiederum sehr gut nachempfinden. Er meldete sich also im Fitnessstudio an und hat auch seitdem schon alleine nach einer kurzen Einweisung eines Trainers auf dem Fahrradergometer trainiert. Durchaus, wie er mir schilderte, schon mit spürbaren Ergebnissen. Er fühle sich fit und meine, er können mehr machen, traue sich dies aber alleine nicht zu.

Er habe sich auch Gedanken über ein Training an den Kraftgeräten gemacht, wisse aber nicht, ob das für ihn etwas sei. Jedoch habe er auch körperlich-optische Ambitionen und probiere ein Training an den Geräten gerne aus.

Ich machte ihm dann klar, dass zunächst ein gezieltes weiteres Herz-Kreislauf-Training im Vordergrund stehen müsse und dass ich nach einer mittelfristigen Betreuung durch mich nach Absprache mit seinen Ärzten durchaus gewillt sei, mit ihm ein Muskeltraining in Angriff zu nehmen.

So begannen wir zunächst, sein bisheriges Herz-Kreislauf-Training zu analysieren und weiterhin zu planen und durchzuführen. Hierzu nahm ich Kontakt zu seinem behandelnden Arzt auf und erhielt von ihm alle wichtigen Informationen, Unterlagen und Kontraindikationen. Wir trainierten so noch drei Monate weiter, bis nach meinem Ermessen seine Fitness, seine körperliche Stabilität und sein Herz es zuließen, sich mit dem Thema Muskeltraining zu befassen. Ich war schon immer der Meinung, dass ein individuell intensives Muskeltraining bei vielen Herzinfarktpatienten irgendwann möglich ist, jedoch schien dieses Thema irgendwie noch ein Tabuthema zu sein – und in vielen Fällen auch zu Recht. Aber es gibt auch zahllose Beispiele, bei denen das Herz durchaus wieder eine Leistungsfähigkeit und Belastbarkeit erreicht, die ein muskuläres Krafttraining, unterstützend zum Ausdauersport, absolut zulässt.

Das Gespräch mit dem Personal Trainer – reden und sich kennenlernen

Nach drei Monaten gemeinsamem Training haben wir uns immer besser kennengelernt. Ich kann Michael mittlerweile sehr gut einschätzen und dadurch beim Training optimal steuern. Man wird sich vertraut, und Vertrauen ist wichtig. So wie ich ihm vertraue, dass er in sich hineinhört und sich nicht überlastet, muss er mir bezüglich der Trainingsinhalte vertrauen können. Es ist nicht nur ein gemeinsames Training, sondern auch ein fortwährender Dialog. Wir analysieren, fachsimpeln, erklären, fragen nach und lachen auch. Das ist ungemein wichtig für eine derartige Zusammenarbeit. Ich kümmere mich um alle sportlichen Belange das Training betreffend, steuere und motiviere, was bei Michael nicht schwer war. So erhalten wir gemeinsam das, was wir beide wollen: Fortschritte und Erfolg im Sinne von Michaels Gesundheit.

Der Arzt gab uns grünes Licht

Der erste Schritt war der erneute Gang Michaels zum Kardiologen. Dieser untersuchte ihn und gab dann grünes Licht zum Training an den Kraftgeräten. Originaltext:

Kardiologisches Attest

Zur Vorlage beim Fitnesstrainer

„...Bei Herrn Bernd-Michael Andressen, geb. 26.06.1951, bestehen keinerlei Bedenken gegen sportliche Aktivitäten. Aufgrund der Situation am Herzen sollte ein aerober Ausdauersport ohne Wettbewerbscharakter ganz im Vordergrund des Trainings stehen, auch ein gelegentliches Krafttraining ist durchaus machbar, allerdings sollte es nicht mehr als ein Viertel der gesamten Trainingszeit in Anspruch nehmen und von ganz flüchtigen Spitzenbelastungen abgesehen möglichst aerob sein."

Bedarfsanalyse und Zielfestlegung

Nachdem wir nun grünes Licht hatten, mit dem Krafttraining zu beginnen, machte ich mich an die Planung des Trainings. Wie jede sinnvolle Planung muss man zunächst unter Einbezug aller relevanten Faktoren Ziele festlegen. Dies erfordert zunächst die Analyse eines Ist-Zustandes und dann die Bedarfsanalyse. Im Anschluss daran wird ein Soll-Zustand inklusive einer Trainingsprognose definiert. Zunächst unterteilten wir die Ziele in primäre und sekundäre. Als primäres Ziel legten wir Gesundheit und Gewöhnung fest, die sekundären Ziele fassten wir unter den Oberbegriffen Kraft und Körperoptik zusammen. Die Trainingsplanung der ersten sechs Monate des Muskeltrainings befassten sich erst einmal ausschließlich mit dem primären Ziel, den Körper an neue, gezielt muskuläre Belastungen zu gewöhnen, um ihn im nächsten Schritt aktiv zu kräftigen und im letzten Schritt gezielt zu formen.

Körperliche Voraussetzungen

Zur folgenden Trainingsplanung war natürlich auch die Analyse der körperlichen Vorausetzungen bei Michael notwendig. Zusätzlich zu den Voraussetzungen des Herz-Kreislauf-Systems, die ich bereits sehr gut kannte, befasste ich mich mit den Voraussetzungen des Bewegungsapparates von Michael. Sein Rundrücken, die verkürzte Brustmuskulatur und die dadurch bedingte schlechte Oberkörperhaltung, aber auch seine gut veranlagte Beinmuskulatur waren dabei die wichtigsten Faktoren. Diese Tatsachen flossen ebenso in die Trainingsplanung ein wie Beweglichkeit, koordinative Fähigkeiten und die Analyse der Muskulatur in Bezug auf Kraft und Volumen. Auch eine Körperfettmessung machten wir, da dies für später ein schöner Vergleichswert sein sollte. Übergewicht hatte Michael nicht, lediglich einen kleinen, gemütlichen Bauch. Er hatte ja auch mittlerweile sechs Monate Herz-Kreislauf-Training hinter sich und konnte sich bereits über einen guten durchschnittlichen Fitnesslevel freuen.

Die grobe Trainingsplanung – und worauf es ankommt.

Nach der Zielfestlegung und der Körperanalyse war nun die Trainingsplanung an der Reihe. Diese beinhaltet dann schon genaue Trainingsinhalte wie Übungen und Wiederholungszahl (Intensität!! Sie erinnern sich). Die Auswahl der Intensität und der Geräte traf ich vorab und brachte diese Michael dann in einer ausführlichen trainingsanalytischen Einheit näher, in der wir ausprobierten, übten und das Training nochmals besprachen. Ich erörterte jedes Gerät mit ihm in Bezug auf beanspruchte Muskulatur, Einstellung, Bewegungsausführung und Trainingseffekt. Es ging zunächst darum, die Möglichkeiten und Wege aufzuzeigen, ein Bild vom Training entstehen zu lassen. Die Feinheiten und das, worauf es beim Krafttraining im Einzelnen ankommt, sollte dann im eigentlichen aktiven Training folgen. nämlich trainingsrelevantes Wissen zu vermitteln: Wann steigern wir? Warum steigern wir? Was heißt, Muskeln bewusst zu trainieren? Wie wichtig ist Konzentration? Wann verändern wir die Intensität? Warum wächst ein Muskel eigentlich? Wie deute ich körperliche Empfindungen jeglicher Art? Welche Rolle spielen die Einstellung und der Kopf beim Training? Was ist eine Tagesform, und wie reagiere ich auf sie?

All das sind kleine, feine Faktoren beim ganzheitlichen bewussten Training. Auch war es gerade in unserem Fall wichtig, Michael zur Geduld zu ermahnen und ihm zu verstehen zu geben, dass man die Ergebnisse zuerst spürt, bevor man sie sieht. Ein guter Personal Trainer muss die Relevanz dieser Faktoren gut vermitteln können, denn man verändert immerhin aktiv seinen Körper – eine Tatsache, die meiner Meinung nach eine gewissenhafte Beschäftigung mit der Sache verlangt.

Training mit Personal Trainer

Personal Training ist heutzutage kein Luxus mehr, sondern eine Investition in die Gesundheit. Aktiv an seiner Gesundheit, an seinem Körper zu arbeiten heißt nicht nur, Mitglied in einem Fitnessstudio zu werden und dann einfach mal drauflos zu trainieren. Die verschiedenen Prozesse, die Sie dabei in Gang setzen, die Veränderungen, die geschehen und auf die Sie richtig reagieren müssen, die Ernährung mit ihren Besonderheiten gemäß Ihren individuellen Vorausetzungen, Trainingszielen und Auswirkungen auf den Körper und das Training – das alles sind Faktoren, die die meisten Trainierenden, ob im Fitnessstudio oder nicht, nicht im Griff haben, ja, nicht im Griff haben können, da wichtiges Fachwissen nicht vorhanden ist. Schnell wird das Training dann ineffektiv oder stagniert, es wird gesundheitsschädlich oder sogar gefährlich, gerade zu Beginn.

Personal Training bedeutet also, dass Ihnen jemand in allen Belangen beim Training zur Seite steht, Sie anleitet, Sie führt und kontrolliert, unterrichtet und dadurch wichtiges Wissen vermittelt. Jemand, der mit Ihnen bespricht und festlegt, was Sie wie trainieren sollen, Ihnen hilft, den Sport in den Alltag zu integrieren, und sich einfach um alles kümmert, was Ihr Training betrifft. Jemand, der dafür sorgt, dass Sie überhaupt wieder Sport machen, und zwar regelmäßig und effektiv. Jemand, der interessiert ist und dafür sorgt, dass Ihr Training wieder Spaß macht, dass Ihr regelmäßiges Training effektiv und gesund bleibt, Sie aber auch selber die Motivation für das nächste Training aufbringen, einfach weil Sie merken, dass sich was zum Positiven entwickelt und man nach dem Training voller aufputschender Endorphine, also „positiv geschafft", nach Hause geht und kein schlechtes Gewissen mehr mit sich herumträgt, weil man Schindluder mit seinem Körper und seiner Gesundheit treibt. Und hat man mal schwache Phasen aus privaten, beruflichen Gründen oder lässt die Motivation nach, dann ist der Personal Trainer da, der einen mit Sport auffängt, aufbaut, ablenkt und von neuem motiviert, aber auch, wenn nötig, ermahnt.

Man verbringt viel und regelmäßig Zeit miteinander und lernt sich dadurch immer besser kennen, was für einen Erfolgsprozess enorm wichtig ist. Der Personal Trainer muss interessiert sein und Sie ernst nehmen. Sie wiederum müssen sich ihm öffnen, denn oftmals geht es nicht nur um die physische, sondern um die psychische Komponente. Es müssen hierdurch zwar keine Freundschaften fürs Leben entstehen – das kann vielleicht auch passieren –, aber zumindest entsteht eine sympathische und wichtige Bekanntschaft für beide Seiten, da der Sport und das gemeinsame Ziel verbinden.

Sollten Sie also nach Ihrem Herzinfarkt und dem Wissen, nun Sport treiben zu müssen, alleine und ohne eine Ahnung von dem, wie und was Sie machen sollen, von Ihrem Arzt wieder in ein sportliches Leben geschickt werden, dann holen Sie sich diese Hilfe. Es wird Ihnen viel Ärger und Kummer ersparen und Ihnen helfen, wieder vitaler und fitter in Ihren neuen Lebensabschnitt zu gelangen.

3) Krafttraining mit Herz

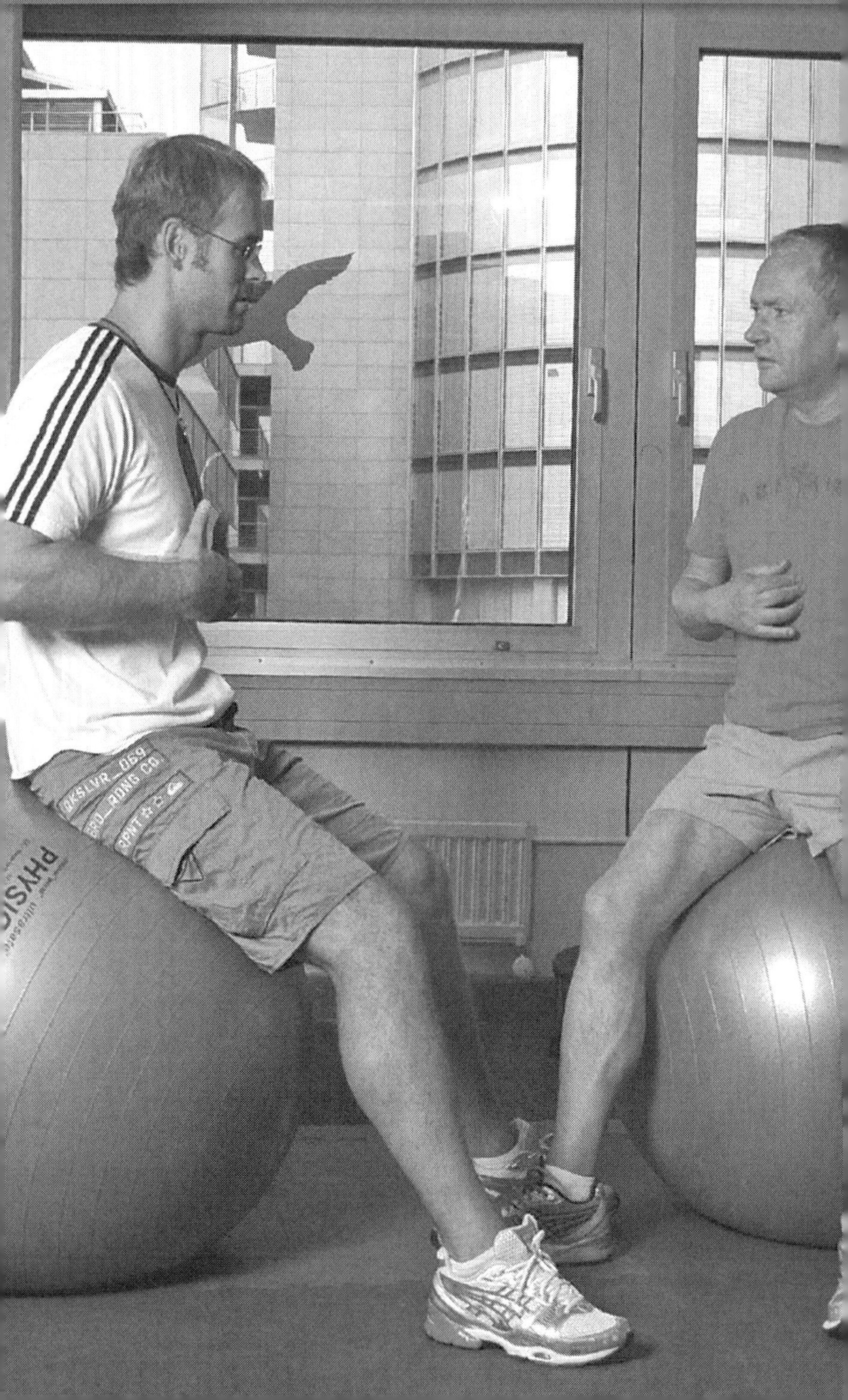

ENDLICH RICHTIG TRAINIEREN – MIT EINEM PERSONAL TRAINER SIEHT ALLES GANZ ANDERS AUS

von B. Michael Andressen

Nachdem ich ungefähr sechs Monate mit wachsender Leidenschaft und sichtbarem Erfolg trainiert hatte, gewann ich an Sicherheit. Mit der Sicherheit kam aber auch der Wunsch, wirklich effizient und optimal zu trainieren, um bestmögliche Erfolge zu erzielen. Das schien mir allerdings nur mit einem Personal Trainer möglich.

Fast zeitgleich mit dem Entschluss, die Hilfe eines Personal Trainers in Anspruch zu nehmen, war mir auch die Idee gekommen, meine „sportliche" Entwicklung in einem Buch zu beschreiben. Was also lag näher, als einen Personal Trainer um Unterstützung zu bitten? Ich unterbreitete Florian, dem Personal Trainer in meinem Club, der mir durch seine ruhige, sachliche und kompetente Art angenehm aufgefallen war, meine Idee, und die gefiel ihm so gut, dass er sich spontan bereit erklärte, das Buch mit mir zusammen zu schreiben.

Das Konzept war einfach: Florian als Trainer der Mann für die Theorie und ich als Trainierender für die praktische Ausführung.

Bevor Florian und ich jedoch mit dem Training beginnen konnten, hatte ich noch ein ausführliches Gespräch mit meinem Kardiologen, der mir schließlich sein Plazet für unser Vorhaben gab – mit der Einschränkung, mich in erster Linie auf das Ausdauertraining zu konzentrieren und das

Krafttraining im moderaten Bereich zu halten. Ein Versprechen, das ich nur mit gekreuzten Fingern hinter meinem Rücken gab. Denn erstens hatte ich Blut geleckt und wollte mehr, und zweitens war ich nach wie vor nicht so wild auf langweiliges Ausdauertraining. Florian hatte schließlich die großartige Idee, das Ausdauertraining, das ich zugegebenermaßen zu Gunsten des Krafttrainings gerne vernachlässigt hätte, umzustellen und einen „Ausdauertriathlon" daraus zu machen: jeweils 15 Minuten Laufen, Radfahren (beides für Menschen nach einem Herzinfarkt als Ausdauertraining absolut üblich) und Rudern (kann unter Umständen zu Blutdruckspitzen führen, also vorher besser den Arzt fragen – meiner war einverstanden). Dadurch wird das Training aufgelockert und macht viel mehr Spaß. Tatsächlich ist es aber nicht ganz einfach, das Temperament im Zaume zu halten, das richtige Tempo zu finden und im aeroben Bereich zu bleiben. Dazu jedoch an anderer Stelle mehr.

Wenn Sie bezüglich einer bestimmten Trainingsart unsicher sind, immer den Arzt um Rat fragen!

Zunächst einmal musste Florian jedoch feststellen, welchen Leistungsstand er seinem ersten Trainingsplan zu Grunde legen konnte, und so probierten wir die verschiedensten Übungen und Geräte aus, bis das erste perfekte Trainingsprogramm für mich stand.

Nach einem halben Jahr Training unter mehr oder weniger fachlicher Anleitung gab mir bereits das erste Training mit Florian einen neuen Motivationsschub. Vor allem auch, weil er von Anfang an dafür sorgte, dass Langeweile erst gar nicht aufkam.

Es ist unglaublich interessant, wie wichtig scheinbare Kleinigkeiten beim Training sind – Kleinigkeiten, auf die man als

Laie nie achtet, wie beispielsweise die gleichmäßige Ausführung der Bewegungsabläufe an den Geräten oder beim Training mit Kurzhanteln, der richtige Griff, der die Entwicklung der einzelnen Muskeln beeinflusst, oder die richtige Atmung – immer tief einatmen und bei Kraftaufwand ebenso tief ausatmen, damit die Muskeln mehr Sauerstoff zugeführt bekommen und das Herz entlastet wird. Ich gebe zu, dass ich gerade zu Anfang mit meiner Atmung Schwierigkeiten hatte, denn nebenbei muss man ja auch noch die Wiederholungen zählen, und so kam ich manchmal aus dem Takt. Aber mittlerweile habe ich auch das in den Griff bekommen.

Mein Fazit nach den ersten Trainingseinheiten mit Florian: Ich hatte zwar recht gute Trainingspläne, die mir die Mitarbeiter des Studios zusammengestellt hatten, aber worauf es wirklich ankommt, habe ich tatsächlich erst durch das Training mit Florian gelernt.

Eins begriff ich jedoch ziemlich schnell, nämlich was es heißt, seine Muskeln zu spüren. Endlich weiß ich, wo jeder einzelne Muskel überhaupt sitzt.

Mit jedem Training mit Florian veränderte sich mein Trainingsverhalten. Er schärfte mir immer wieder ein, dass ich die Bewegungen exakt, gleichmäßig und langsam ausführen müsse. Die Wirkung war für mich verblüffend: Obwohl ich plötzlich mit weniger Gewichten arbeitete, kam es mir viel anstrengender vor. Das heißt nicht, dass es „herzmäßig" anstrengend war, sondern weil tatsächlich die Muskulatur wesentlich stärker beansprucht wurde. Ich habe eine ganze Weile gebraucht, um mich von dem Wahn frei zu machen, mich ständig steigern zu müssen. Wenn ich heute in meinem Trainingstagebuch nachlese, war ich lange Zeit nur dann mit mir zufrieden, wenn ich wieder Gewichte zulegen konnte. Dabei erreicht man manchmal tatsächlich mit weniger Gewicht mehr. Aber da ist immer dieses verdammte Leistungsdenken – sobald ich eine Übung mehrere Male geschafft hatte, glaubte ich, mehr Gewichte auflegen zu müssen. Zuweilen ist es eben nicht ganz einfach, das richtige Maß zu halten.

Ich erinnere mich noch lebhaft an mein erstes Mal in der „Muckibude". Endlich war ich ein „richtiger" Kraftsportler geworden. Das Bankdrücken mit der Langhantel hat schon was, und inzwischen gehört es ebenso zu meinem Programm wie das Training mit Kurzhanteln. Ich weiß, dass das Hanteltraining gerade für Menschen mit einer koronaren Herzerkrankung ziemlich umstritten ist, aber es kommt einzig und allein darauf an, wie man trainiert. Natürlich ist die Verlockung groß, sich beim freien Hanteltraining zu viel zuzumuten, indem man mit zu viel Gewicht zu schnell und entsprechend unsauber arbeitet, nur um möglichst rasch so dicke Oberarme wie die „eisenfressenden Bodybuilder" zu bekommen. Mit weniger Gewichten exakt und langsam zu arbeiten ist wesentlich effektiver, nachhaltiger und vermeidet Blutdruckspitzen. Aber auch hier gilt: Im Zweifelsfall den Arzt fragen.

Durch das Training mit Hanteln lassen sich fast alle im Alltag geforderten Bewegungen simulieren und spezifisch trainieren. Es wird also nicht nur der Kraftfaktor der Muskulatur erhöht, auch die Bewegungskoordination lässt sich verbessern. Dadurch wird der passive Bewegungsapparat, wie beispielsweise im Bereich der Wirbelsäule, entlastet. Durch die Stärkung der Rückenmuskulatur habe ich kaum noch Rückenschmerzen. Dazu beigetragen haben besonders die „verschriebenen Übungen" für den Rücken.

Auch das Ausdauertraining machte auf einmal viel mehr Spaß. Vor allem Rudern, gefolgt vom Radfahren und zum

Abschluss Laufen auf dem Laufband. Am Ende des Trainings bin ich immer total euphorisch – ein tolles Gefühl. Manchmal denke ich, dass mein Herzinfarkt die geballten Energien der zurückliegenden 50 Jahre freigesetzt hat. Um ehrlich zu sein, zwischenzeitlich liebe ich es, meine Ausdauer zu trainieren, weil ich mich anschließend so unglaublich gut fühle.

In regelmäßigen Abständen passt Florian meinen Trainingsplan meinen Fortschritten an. Das bedeutet dann meistens ein völlig neues Programm, angefangen vom Wechsel bei den Übungen und Geräten bis hin zu Veränderungen bei der Anzahl der Sätze und Wiederholungen. Ich freue mich immer, wenn ich einen neuen Plan bekomme, denn erstens schleicht sich meist nach einiger Zeit eine gewisse Routine im Ablauf ein, und zweitens sind jedes Gerät und jede neue Übung wieder eine Herausforderung. Manchmal reichen aber auch schon kleine Modulationen in der Handhabung einer Hantel oder eine veränderte Grifftechnik, um eine andere Wirkung zu erzielen.

In der Regel trainiere ich immer ein oder zwei Mai alleine und dann wieder mit Florian zusammen. Wenn ich alleine trainiere, habe ich festgestellt, dass ich mich ganz schön konzentrieren muss, um alles richtig zu machen – aber glücklicherweise gibt es ja „His Masters Voice" – irgendwo im Hinterkopf höre ich immer Florians mahnende Stimme, die mich an alle Details erinnert, die das Training effektiver machen.

Abgesehen davon ist es schon ein gutes Gefühl, wenn ich meine Fehler selber bemerke und korrigieren kann.

Leider gibt es auch Phasen, in denen ich viel zu wenig Zeit zum Trainieren habe, was sich unter anderem durch Nervosität, Gereiztheit, Konzentrationsschwäche und Ein-

und Durchschlafstörungen bemerkbar macht. Ich gehe dann zwar zwischendurch trotzdem mal im Fitnessstudio, aber meist mit dem Ziel, nur Brust, Schultern und Bauch zu trainieren – die Beine werden vor allem durchs Laufen trainiert –, doch immer, wenn ich eine Übung auslassen will, rufen meine Muskeln: „He, wann sind wir dran? Vergiss uns nicht!" Also mache ich dann das volle Programm, damit sich ja kein Muskel mehr beschweren kann. Und während ich mich am Anfang meines Krafttrainings noch dafür geschämt habe, dass ich nur so wenig Gewicht schaffe, bin ich inzwischen schon so weit, dass es mich nicht mehr stört, wenn sich um mich herum alle mit Gewichten plagen, von denen ich nicht einmal zu träumen wage, während ich mich im moderaten Bereich bewege.

Natürlich gibt es auch „Hausaufgaben". Neben den morgendlichen Crunches zur Stärkung der Bauchmuskulatur mache ich jeden Tag meine Liegestützen, anfangs in der vereinfachten Version auf Knien, inzwischen aber wie jeder „normale" Sportler, lang ausgestreckt, ohne Hohlkreuz und Katzenbuckel. Seit ich regelmäßig Krafttraining mache, habe ich auch bei langem Sitzen vor dem PC keine Rückenschmerzen mehr.

Dass Florian und ich mit dem kombinierten Kraft- und Ausdauertraining den richtigen Weg eingeschlagen haben, beweist mir jeder Check-up beim Kardiologen. Der Arzt ist jedes Mal ehrlich erstaunt, dass ich wieder so fit bin, und hat mir zwischenzeitlich sogar grünes Licht für mein Marathontraining gegeben. Mehr davon steht im Kapitel „Laufen".

Es ist tatsächlich ein langer und gelegentlich auch beschwerlicher Weg, bis man Trägheit, Müdigkeit, Faulheit und Muskelkater überwunden hat, aber am Ende dieses Weges ist man, glauben Sie mir, ein neuer Mensch.

Michaels persönlicher Ratschlag

Die wichtigsten Regeln kurz gefasst, die mir sehr geholfen haben:

- Stress hatten Sie bislang genug, es gibt also keinen Grund, durch das Trainingsprogramm zu hetzen.
- Beginnen Sie das Training mit einer Ausdauereinheit von zehn bis 15 Minuten, um die Körpertemperatur zu erhöhen, den Stoffwechselprozess zu beschleunigen und so das Verletzungsrisiko zu verringern.
- Die Bewegungsabläufe müssen korrekt, langsam und fließend ausgeführt werden.
- Gönnen Sie Ihren Muskeln nach jeder Wiederholung eine Pause von mindestens 60 Sekunden.
- Achten Sie auf Ihre Atmung. Immer schön tief einatmen und ebenso tief ausatmen. Dadurch erhalten die Muskeln mehr Sauerstoff, und das Herz muss nicht so viel arbeiten. Vermeiden Sie auf jedem Fall eine Pressatmung.
- Egal ob Sie Kraft- oder Ausdauertraining machen, achten Sie darauf, dass Sie immer im aeroben Bereich bleiben.
- Nehmen Sie immer genügend zu trinken mit (besonders geeignet sind Apfelschorle oder Mineralwasser), oder greifen Sie auf die im Studio angebotenen Fitnessdrinks zurück.
- Gehen Sie regelmäßig zum Training – gelegentliche Besuche bringen nichts.
- Gönnen Sie sich zwischendurch auch mal etwas Erholung – lassen Sie sich zum Beispiel mal massieren. Eine gute Massage entspannt nicht nur die Muskulatur, sie sorgt für Wohlbefinden und Entspannung.

- Entwickeln Sie Ihre eigene Motivation, um wirklich in Form zu kommen. Nichts funktioniert, wenn man es nicht aus eigener Initiative und voller Überzeugung macht. Trainieren Sie also mit dem Kopf und mit dem Herzen – nur um das geht es schließlich.

- Wann immer Sie bezüglich irgendeiner Übung oder Trainingsmethode unsicher sind, konsultieren Sie Ihren Arzt und fragen ihn um Rat.

Wenn ich mal alleine trainiere

Sie müssen natürlich nicht bei jedem Training oder Spaziergang ihren Personal Trainer mit dabei haben. Oder Sie haben anfänglich noch betreut trainiert, mit Personal Trainer oder innerhalb der normalen Betreuung im Fitnessstudio, und machen jetzt alleine weiter. Aber auch dann müssen Sie im Sinne der Trainingssteuerung und der Variation regelmäßig Ihr Training neu besprechen und planen und es auf Fortschritte oder negative Entwicklungen hin kontrollieren lassen. Auf jeden Fall trainieren Sie alleine nur mit Trainingsplan und halten sich an das, was Ihnen von Ihrem Trainer vorgegeben wurde. Der Trainingsplan ist Ihr Leitfaden, und er hat das Sagen.

Es ist aber auch wichtig, dass Sie sich Trainingserfahrungen merken, dass Sie selber lernen, diese zu beurteilen, um sie hinterher mit dem Trainer Ihres Vertrauens zu besprechen. Training ist ein permanenter Verbesserung- und Entwicklungsprozess, der kontrolliert, beurteilt und gesteuert werden will. Suchen Sie also auch eigene Erfahrungen, aber mit Bedacht und immer mit dem Ratschlag eines Fachmannes vorab oder analysierend hinterher.

„Trainingsplan" kommt von „Training planen"

Trainingsplanung / Zyklen

Jedes Projekt braucht seine Planung. Es beginnt mit der Bedarfsanalyse, dann geht es mit der Zielfestlegung weiter. Hier werden dann langfristige Ziele und Etappenziele mittel- und kurzfristig definiert. Zuletzt unterteilt man das Training in einen langfristigen Trainingszeitraum mit den einzelnen Intensitäten. Dies dient dann schon der Umsetzung in ein aktives Training und führt zur langfristigen Trainingssteuerung. Das Werkzeug zur Durchführung, der Leitfaden, die Trainingsvorgabe für die einzelnen Trainingseinheiten ist dann der eigentliche Trainingsplan, den ich im Fitnessstudio mit mir herumtrage. Er beinhaltet alle Übungen, die Geräteeinstellungen, die zu trainierenden Gewichte, also alle Inhalte, die das direkte praktische Training betreffen – sowohl für ihr Muskeltraining als auch für Ihr Herz-Kreislauf-Training und sonstige Inhalte wie Stretching, Wellness und Ernährung.

Sie werden verpflichtet sein, immer mit Trainingsplan zu trainieren. Eine falsche Einstellung des Gerätes, die Wahl eines zu hohen Gewichtes kann uneffektiv sein und unter Umständen auch negative Folgen für Ihre Gesundheit haben. Sehen Sie den Trainingsplan als Ihren unabdingbaren wortlosen Trainingsbegleiter, wenn Sie Ihr Training alleine durchführen.

Genauso wie die Trainingsziele in langfristige, mittel- und kurzfristige Ziele unterteilt werden, so unterteilt man auch die Trainingsplanung in verschiedene Abschnitte: die Trainingszyklen. Es gibt den sogenannten Mesozyklus. In unserem Fall sind das sechs Monate. Dann wird in sogenannte Makrozyklen unterteilt; diese dauern jeweils rund vier bis acht Wochen, also bis zu zwei Monate. Das ist der Zeitraum, innerhalb dessen ich eine bestimmte Intensität, also Wiederholungszahl, trainiere, bevor ich diese mittels der Trainingssteuerung wieder variiere. Als

Letztes erfolgt die Unterteilung in Mikrozyklen. Das ist bei uns eine Trainingswoche. Hier ist der genaue Wochenplan mit den einzelnen Trainingseinheiten und deren genauen Inhalten vorgegeben.

Trainingssteuerung

Die vier Schritte der Trainingssteuerung

1. Diagnose / Ist-Zustand der Leistungsfähigkeit
2. Prognose / Soll-Zustand / Zielsetzung
3. Trainingsplanung
4. Verwirklichung und Analyse

Prinzipien der Trainingslehre

Prinzip der trainingswirksamen Reize

Nur eine ausreichend hohe Trainingsintensität beziehungsweise mechanische Belastung der Muskulatur (= Maß für die Höhe der Trainingsbelastung), egal mit welcher Wiederholungszahl, veranlasst den Körper, Muskelzellen „zu reparieren" beziehungsweise neue Muskelzellen zu bilden (= Muskelaufbau) beziehungsweise den Muskel zu kräftigen, zu formen und zu straffen. Eben diese überschwelligen Trainingsbelastungen/-reize bringen optimale Anpassungen (= Superkompensation = ich überkompensiere eine Belastung, passe mich ihr an und entwickle eine Leistungsreserve, diese Belastung im nächsten Training wieder zu schaffen) und führen zu einem Leistungsanstieg (Kraftzuwachs, Muskelwachstum). Die Höhe der zu setzenden Reize hängt vom Leistungsniveau des Sportlers ab. Es ist aber entgegen der weitläufigen Meinung nicht notwendig, bis zum absoluten Muskelversagen zu trainieren, um eine ausreichend mechanische Belastung zu setzen. Diese letzten Wiederholungen eines Satzes, die gerade noch möglich sind und den Trainierenden an seine Grenze bringt, führt in erster Linie zu einer starken Belastung des Nervensystems, das heißt, man erkauft sich eine geringe Mehrstimulation des Muskels hinsichtlich des Muskelaufbaus durch eine wesentlich länger erforderliche Regeneration des Nervensystems. Durch das „Platz-Lassen" von ein paar Wiederholungen in jedem Satz wird eine zu starke Belastung des Nervensystems vermieden. Dadurch wird gewährleistet, dass beim nächsten Training nach zwei bis drei Tagen das Nervensystem vollständig regeneriert, also kein Kraftverlust aufgrund einer mangelnden Regeneration des Nervensystems spürbar ist.

Und genau mit diesem Leistungspuffer sollten gerade Koronarpatienten mit ihrem Trainer an das Krafttraining herangehen. Zu Beginn Ihres Krafttrainings gewöhnen Sie ja Ihre Muskulatur erstmals wieder an Bewegungen unter Belastung, und selbst dies wird anfangs einen überschwelligen Trainingsreiz Ihrer noch unbeanspruchten Muskulatur darstellen. Auch mit diesen geringen Belastungen werden Sie also von Beginn an stetig Fortschritte und körperliche Effekte erzielen können. Mit fortschreitendem Training kann man sich dann an diese annähernde Muskelerschöpfung herantasten. Diesen Punkt habe ich mit Michael etwa ab dem fünften Trainingsmonat erreicht.

Superkompensation

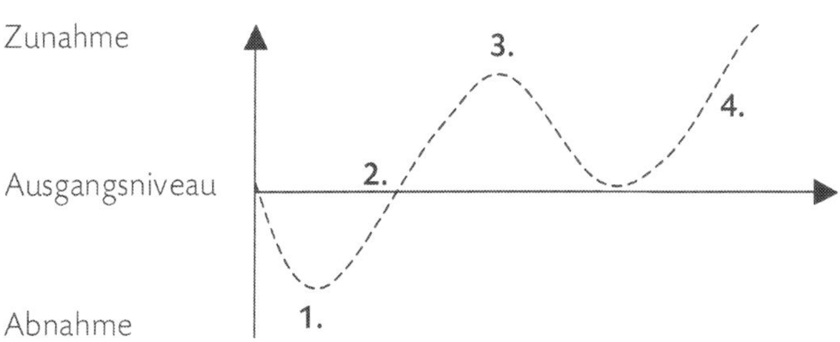

1. Belastungsreiz durch Training: Leistungsabbau durch Verluste im Energie- und Vitalstoffwechsel.

2. Regenerationsphase: Auffüllen des Energie- und Vitalstoffhaushalts und Regulierung des Enzym- und Hormonhaushaltes; der Organismus versucht, das gestörte Gleichgewicht zu regulieren, und leitet die Anpassungsvorgänge ein. Dabei kommt es zu einer Wiederherstellung über das Ausgangsniveau hinaus (siehe 3.).

3. Gipfel der Superkompensation: Höhepunkt der Phase der Wiederauffüllung; erhöhte Leistungsbereitschaft.

4. Nächster überschwelliger Belastungsreiz durch Training: Leistungsabbau durch Verluste im Energie- und Vitalstoffwechsel.

Prinzip der ansteigenden Belastung

Nur ansteigende Trainingsbelastungen (fortwährendes Setzen von überschwelligen Trainingsreizen) führen zu einer zunehmenden Leistungssteigerung, das heißt, konstante Trainingsbelastungen über einen längeren Zeitraum führen lediglich zu einem Erhalt der momentanen Leistungsfähigkeit, wobei Belastung und Leistungssteigerung in einem gesetzmäßigen Zusammenhang zur Regeneration stehen.

Prinzip der optimalen Anpassung von Belastung und Regeneration

Die Anpassung des Muskels an die Trainingsbelastung durch Kraftzunahme geschieht in der nachfolgenden Regenerationsphase. Unter Rücksichtnahme auf biologisch-physiologische Anpassungserscheinungen dürfen Belastungen nicht zu früh angesetzt werden, da die erneute Ausschöpfung der Energie- und Kraftreserven auf einen noch geschwächten Körper trifft und einen Kraftverlust auslöst. Der optimale Zeitpunkt für das nächste Training ist der Gipfel der Superkompensation.

Durchschnittlich notwendige Regenerationszeiten nach Kraftbelastungen:

Leistungsgruppe	*Regenerationszeiten zwischen den Sätzen*	*Regenerationszeit zwischen den Trainingseinheiten je nach Muskelgruppe*
Anfänger/ Koronarpatient	1 bis 5 Minuten	48 bis 72 Stunden
Fortgeschrittener/ Leistungstrainierender	1 bis 2 Minuten	24 bis 48 Stunden

Dies sind grobe Orientierungswerte. Die Dauer der Pausen zwischen den einzelnen Durchgängen hängt von individuellen Faktoren und persönlichen Erfahrungswerten ab. Bei Ihnen ist der Herzschlag hauptsächlich ausschlaggebend. Das Herz sollte sich so weit wieder erholt haben, dass der Puls wieder auf das Ausgangsniveau vor der Ausführung der Übung zurückgegangen ist. Die Pause zwischen den Trainingstagen sollte, grob gesprochen, mindestens einen Tag betragen.

Prinzip der Variation

Trainingsinhalte und Belastungsdosierung sollten in bestimmten Abständen wechseln, um durch neue, überschwellige Trainingsreize für weitere Leistungssteigerungen zu sorgen und um die Motivation zu fördern, indem man neue, sich eventuell ergänzende Übungen wählt oder die Satzzahl und/oder die Wiederholungszahl dementsprechend variiert.

Prinzip der Kontinuität

Hier geht es um die angesprochenen Trainingszyklen, in denen man eine bestimmte Intensität und bestimmte Geräte über einen angegebenen Zeitraum kontinuierlich trainiert. Nur so lassen sich Trainingsfortschritte analysieren und korrekt bewerten. Der Muskel soll sich innerhalb einer Intensität, mit bestimmten Geräten ausgeführt, entwickeln können, um im nächsten Zyklus durch einen Wechsel primär der Intensität und sekundär der Geräteauswahl neue Trainingsreize zu erhalten.

Prinzip der Regelmäßigkeit und Dauerhaftigkeit

Umfassende Veränderungen am Organismus ergeben sich nur durch dauerhaftes Training, das heißt, sämtliche Anpassungsvorgänge (Kraftzuwachs, Hypertrophie, Verbesserung der Ausdauer) können nur durch ständige, regelmäßig neu gesetzte Belastungen und Trainingsreize erhalten werden.

PAUSEN UND IHRE FOLGEN

Von B. Michael Andressen

Zwei Jahre nach meinem Herzinfarkt und gut ein Jahr, nachdem ich mein intensives und regelmäßiges Training aufgenommen hatte, war ich beruflich wieder ziemlich eingespannt. Um nicht zu sagen, ich war absolut im Stress – etwas, was ich nie mehr sein wollte, aber als Freiberufler lehnt man nicht unbedingt einen Auftrag ab.

Da es sich um einen termingebundenen Auftrag handelte, der mir nicht viel Spielraum ließ, verbrachte ich meine Tage ohne Unterbrechung und einen großen Teil der Nächte am PC. Neben anderen kleinen Pflichten blieb also absolut keine Zeit, um zum Training zu gehen.

Eine Weile ging es ganz gut, aber dann merkte ich, wie ich immer nervöser, ungeduldiger und gereizter wurde, und mir war klar: Hier hilft nur Bewegung. Wenn man allerdings gerade gut in der Arbeit steckt und Fortschritte macht, unterbricht man den Fluss natürlich nur ungern. Also vertröstete ich meinen Körper immer wieder auf den nächsten Tag, das kommende Wochenende – so lange, bis ich eines Tages um vier Uhr in der Früh mit schrecklichem Herzklopfen und schweißgebadet aufwachte. Ich stand auf, trank ein Glas Wasser und versuchte fernzusehen – die Vögel zwitscherten bereits, durchs Fenster strömte milde Frühlingsluft – eigentlich ein wunderschöner Morgen – ein Morgen wie vor zwei Jahren, als ich meinen Herzinfarkt hatte. Plötzlich war die ganze Situation wieder gegenwärtig, ich fing an zu zittern und bekam furchtbare Angst. Wohlgemerkt, ich hatte eigentlich keine Symptome, außer starkem Herzklopfen und schrecklicher Angst.

Zum Glück habe ich immer die Telefonnummer meines Notarztes parat, der vor zwei Jahren sofort erkannt hatte, dass es sich um einen Herzinfarkt handelte. Er kam sofort, untersuchte mich und stellte fest, dass organisch alles in Ordnung war. Ich schilderte ihm die Situation und dass ich keine Zeit hätte, um zum Sport oder zum Joggen zugehen – und schon hatten wir die Diagnose: Mein Körper hatte sich so an die regelmäßige Herausforderung gewöhnt, die ich ihm jetzt vorenthielt, dass er sich zu Recht beschwerte. Vor allem das Herz wollte gefordert werden, von den Muskeln ganz zu schweigen. Besonders die Muskulatur im Schulter-, Nacken-, Rücken- und Brustbereich hatte es schwer, da ich doch eher dazu neigte, mit nach vorne gebeugten und nach vorne gezogenen Schulterblättern am Computer zu sitzen. Irgendwie war alles verkrampft und verspannt. Die anfängliche Nervosität und Reizbarkeit waren die ersten Signale des Körpers gewesen, dass ihm etwas nicht passte – und ich hatte ihn immer wieder vertröstet. Kein Wunder also, dass er irgendwann anfing, zu rebellieren und massiver zu werden.

Nachdem wir das Problem erkannt hatten, lag die Lösung auf der Hand – ich musste mein Versprechen einlösen und meinem Körper wieder die gewohnte Bewegungsfreiheit und Herausforderung geben. Blieb noch die Zeitfrage. Der Abgabetermin für meine Arbeit rückte immer näher, und an das gewohnte Training war absolut nicht zu denken. Also entschloss ich mich, wenigstens joggen zu gehen, damit die Pumpe etwas zu tun bekam. Schon 20 bis 30 Minuten Joggen jeden Abend wirkten wahre Wunder. Mein Herz hüpfte vor Freude, ich konnte wieder freier durchatmen, war wieder leistungsfähiger und positiver eingestellt. Die letzten Tage verbrachte ich also damit, auf Hochtouren zu arbeiten und jeden Abend eine Runde zu laufen – plötzlich war alles viel einfacher.

Nachdem ich meine Arbeit mit etwas Verzögerung abgeliefert hatte, schlief ich mich erst einmal richtig aus, räumte meinen Schreibtisch auf und fuhr mit dem Fahrrad ins Fitnessstudio – tat das gut! Ich hätte nie gedacht, dass ich das Radfahren einmal so genießen würde. (Okay, Spaß machte es mir eigentlich immer, aber dieses Mal hatte es eine völlig andere Qualität.)

Die Ernüchterung kam beim Krafttraining. Meine Muskeln im gesamten Oberkörper schienen völlig kraftlos zu sein, und ich musste alle Gewichte reduzieren, um überhaupt drei Sätze zu schaffen. Allerdings freuten sich meine

Muskeln riesig – irgendwie hatte ich das Gefühl, meine Muskeln sind Zweitligisten, die sich über jeden kleinen Erfolg so freuen, dass sie wahre Veitstänze vor Begeisterung aufführen. Es war ein wunderbares Gefühl, und ich bin sicher, dass meine Muskeln und ich es mit regelmäßigem Training bald wieder in die erste Liga schaffen.

Das anschließende Ausdauertraining war für mein Herz natürlich der absolute Höhepunkt – 60 Minuten Crosstrainer und Radfahren, eine größere Freude konnte ich meinem Herzen wahrscheinlich nicht machen, denn als ich nach Hause radelte, spürte ich, dass mein Herz wieder groß und weit war und begierig, noch lange zu schlagen.

Doch das ist es nicht allein. Neben diesem unglaublichen körperlichen Wohlbefinden macht sich auch eine mentale Zufriedenheit breit, die einen den ganzen Stress vergessen lässt.

Natürlich habe ich schon wieder ein neues Projekt, aber ich habe gelernt: Es ist in Ordnung, viel und hart zu arbeiten, aber der Körper – und damit meine ich natürlich im Speziellem das Herz – darf nicht zu kurz kommen. Und das wird es auch nicht – versprochen, mein Herz!

Im Übrigen mag es Ihnen vielleicht merkwürdig vorkommen, dass ich meinem Herzen etwas verspreche oder dass ich meine Muskeln als Fußballspieler bezeichne, aber dieser Zwischenfall hat mir einmal mehr gezeigt, dass jeder Teil unseres Körpers so wichtig ist, dass man auf ihn eingehen muss. Immerhin hat mir mein Herz wieder einmal gezeigt, dass es so nicht geht, und meine Muskeln im Grunde genommen auch, aber während mein Herz (das gute Herz!) mir schnell verziehen hat, sind meine Muskeln in die zweite Liga abgerutscht. Und das bedeutet: regelmäßiges Training.

Michaels persönlicher Ratschlag

Was und wie immer Sie trainieren, achten Sie darauf, dass Sie, auch wenn Sie viel zu tun haben, jederzeit:

- Ihren Plan einhalten und sich konsequent regelmäßig und ausreichend im Rahmen Ihres Trainingsplans bewegen. Denn:
- Ihr Körper rächt sich, wenn Sie ihn vernachlässigen.

Michaels Trainingsplanung zum Kraftaufbautraining

In unserem speziellen Fall hatten folgende wichtige Faktoren Einfluss:

- die eigene Empfindung der Kraftanstrengung
- Übungs- und Bewegungsausführung
- Bewegungsgeschwindigkeit bei der Kraftanstrengung
- Belastungsdauer
- Intensitätswahl im Bereich Kraftausdauer
- Pulskontrolle und Sauerstoffversorgung (aerob/anaerob)
- keine oder nur flüchtige Belastungsspitzen

Die Trainingsplanung haben wir für die ersten sechs Monate angesetzt. Auch hier haben wir in die einzelnen Trainingsabschnitte unterteilt.

Nachfolgend erhalten Sie einen Überblick über den Trainingsverlauf der ersten sechs Monate mit allen Trainingsplänen unseres muskulären Trainings, das wir nach einem halben Jahr Herz-Kreislauf-Training aufgenommen haben. Hier gehen wir zunächst auf den Trainingsplan zu Beginn des Trainings mit den dementsprechenden Übungen und Übungserklärungen ein, um Ihnen dann im Vergleich dazu unser aktuelles Training und die körperlichen Entwicklungen von Michael ein Jahr nach Trainingsbeginn darzustellen.

Zu Beginn erhalten Sie einen Überblick über die körperlichen Voraussetzungen von Michael in Bezug auf Kraft, Körperhaltung, muskuläre Dysbalancen und Defizite, um die Trainingsinhalte noch besser einschätzen und verstehen zu können

Körperanalyse

Zur folgenden Trainingsplanung war die Analyse der körperlichen Vorausetzungen bei Michael notwendig. Zusätzlich zu den Voraussetzungen des Herz-Kreislauf-Systems, die ich bereits sehr gut kannte, befasste ich mich auch mit den Voraussetzungen des Bewegungsapparates von Michael. Sein Rundrücken, die verkürzte Brustmuskulatur und die dadurch bedingte schlechte Oberkörperhaltung, aber auch seine gut veranlagte Beinmuskulatur waren dabei die wichtigsten Ergebnisse. Diese Tatsachen flossen ebenso in die Trainingsplanung mit ein wie Beweglichkeit, koordinative Fähigkeiten und die Analyse der Muskulatur in Bezug auf Kraft und Volumen. Auch eine Körperfettmessung machten wir, da dies für später ein schöner Vergleichswert sein sollte. Übergewicht hatte Michael nicht, lediglich einen kleinen, gemütlichen Bauch. Er hatte ja auch mittlerweile sechs Monate Herz-Kreislauf-Training hinter sich und konnte sich bereits einen guten durchschnittlichen Fitnesslevel zuschreiben.

Trainingsziele und wichtige Übungen für Michael in Bezug auf Bewegungsapparat und Körperoptik

TRAINING DER BEINMUSKULATUR

Übungen: Beinpresse sitzend / Kniebeugen mit Ball an der Wand / Beinbeuger sitzend. Zum Training der vorderen und hinteren Knie stabilisierenden Oberschenkelmuskulatur

BEINPRESSE SITZEND

▸ Einstellung

Aufrechte Sitzposition; Lehne im 45°-Winkel einstellen; Füße an die Plattform stellen, sodass Unter- und Oberschenkel einen etwas kleineren Winkel als 90° bilden; Beine sind hüftbreit angestellt, die Füße gerade.

▸ Übungsausführung

Nun mit der gesamten Fußsohle Druck gegen die Plattform entwickeln und sich von ihr langsam und gleichmäßig wegdrücken. Wenn die Beine noch leicht gebeugt sind, unter muskulärer Spannung umdrehen und der Belastung in Richtung Plattform langsam entgegenwirken, bis die Beine wieder einen Winkel von 90° im Kniegelenk bilden.

▸ Worauf kommt es an?

Flüssige Umkehrpunkte, ohne Pausen setzen, und nur so weit in die Ausgangstellung zurückkehren, dass die Kniescheibe nicht über die Zehenspitzen hinauskommt. Ohne Schwung arbeiten und hauptsächlich über Fersendruck wegdrücken, um die Oberschenkelmuskulatur gleichmäßig zu belasten und die Gesäßmuskulatur ausreichend mit zu beanspruchen.

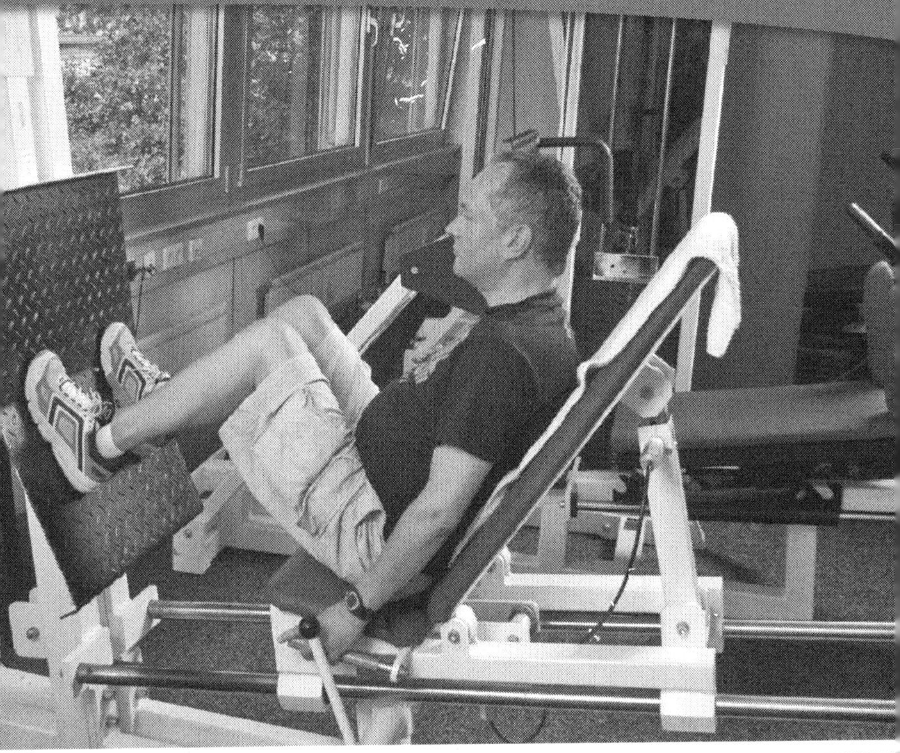

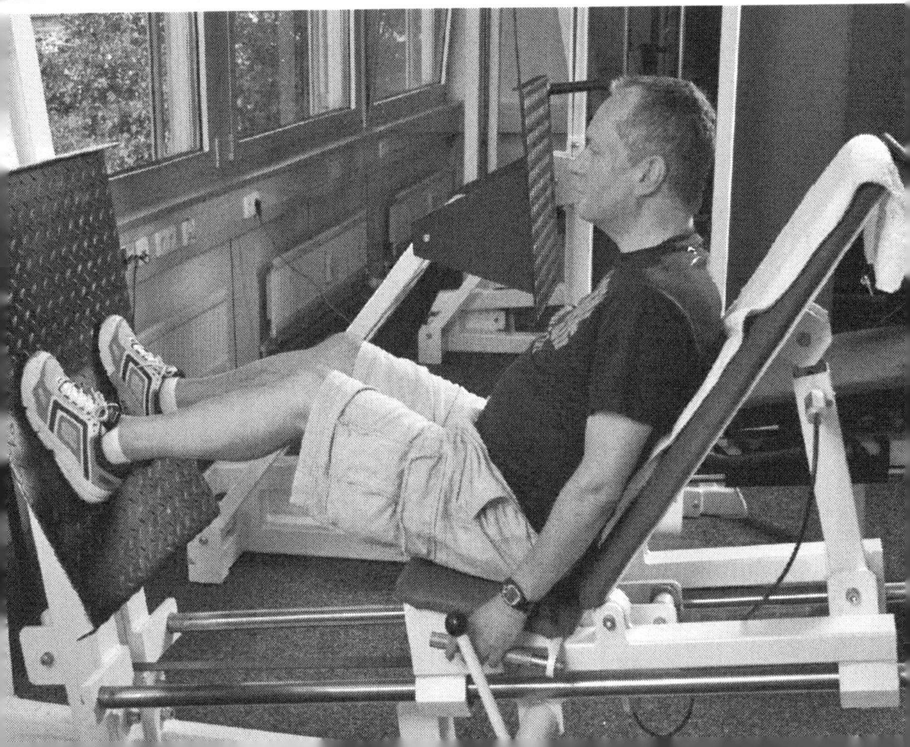

KNIEBEUGEN MIT BALL AN DER WAND

▸ Einstellung

Den Gymnastikball zwischen unterem Rücken und Gesäß und der Wand einklemmen. Die Füße mit einer Fußlänge Zwischenraum vor dem Körper aufstellen. Die Beine sind hüftbreit positioniert.

▸ Übungsausführung

Das Gewicht auf die Fersen verlagern und nun langsam in die Knie gehen. Bei etwa 90° Beugung in den Knien aus den Oberschenkeln heraus wieder nach oben in die Ausgangsposition drücken, hierbei die Knie aber leicht gebeugt lassen und wieder einen flüssigen Umkehrpunkt nach unten durchführen.

▸ Worauf kommt es an?

Eine korrekte Standposition einnehmen, sodass bei der Beugung nach unten die Kniescheibe nicht vor die Zehenspitze kommt; das Gewicht auf die Fersen verlagern und beim Heruntergehen in die Beugung gegen das Körpergewicht arbeiten.

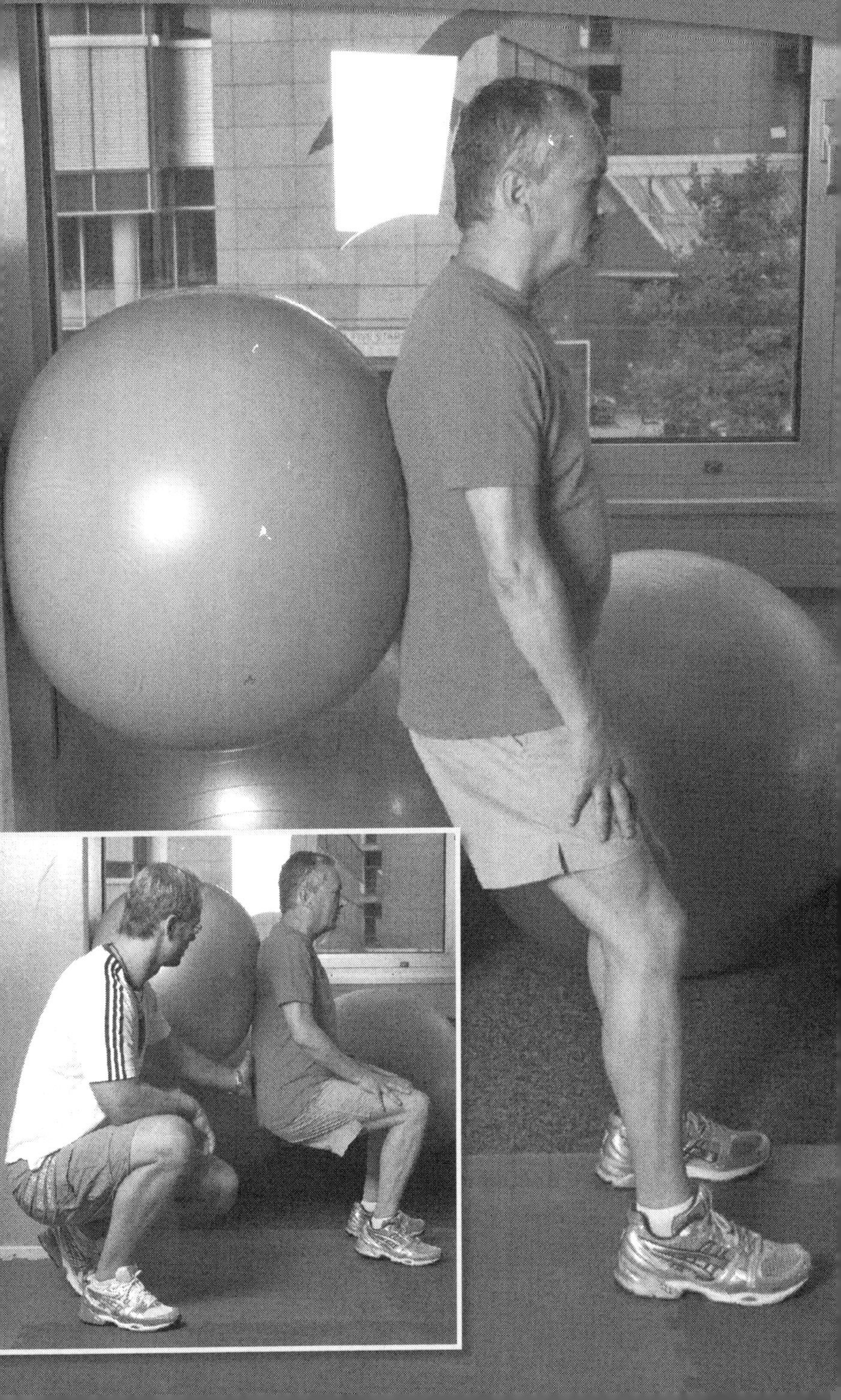

BEINBEUGER SITZEND

▸ Einstellung

Lehne so einstellen, dass die Knie sich auf Höhe des Drehpunktes des Hebelarmes befinden; Hebelarm parallel zum Boden stellen; das Wadenpolster zwischen Ferse und Wadenmuskel platzieren.

▸ Übungsausführung

Zehen leicht heranziehen und dann das Wadenpolster nach unten drücken, bis die Beine etwa 90° im Kniegelenk bilden. Hier einen flüssigen Umkehrpunkt setzen und die Beine langsam wieder nach oben in die leicht gebeugte Ausgangsposition zurückbringen.

▸ Worauf kommt es an?

Über die Arme Körper an der Rückenlehne fixieren; bewusst aus der Oberschenkelrückseite heraus Wadenpolster aktiv nach unten drücken und mit Gegenhalt nach oben zurückführen.

▸ Trainingsziel

Die sportliche Optik der Beine verbessern und erhalten. Eine präventive Stabilisierung der Kniegelenke aufgrund der künftig erhöhten sportlichen Aktivität.

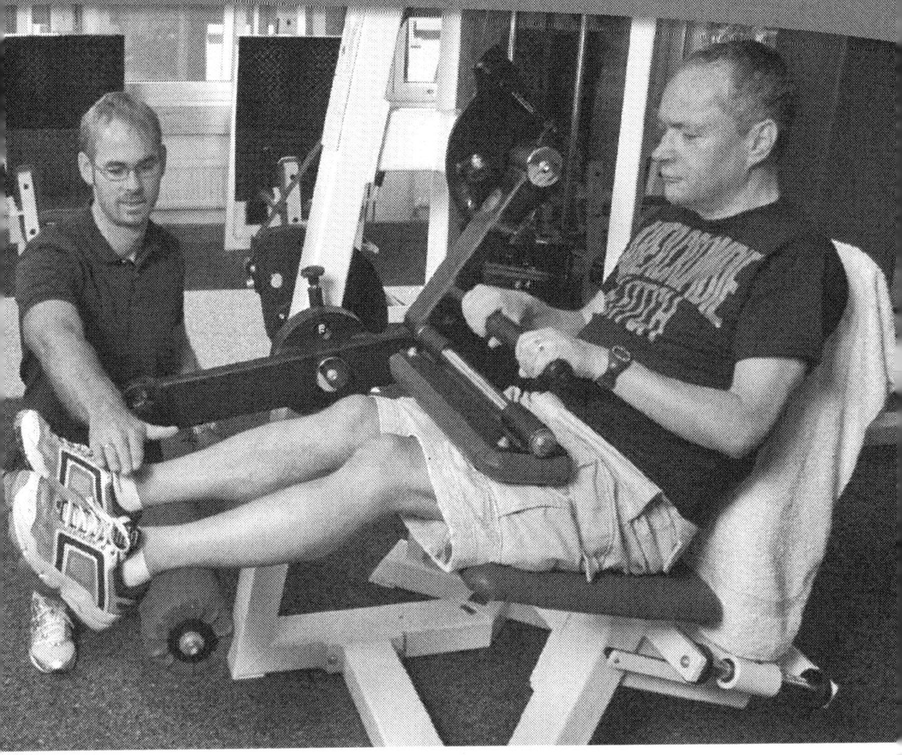

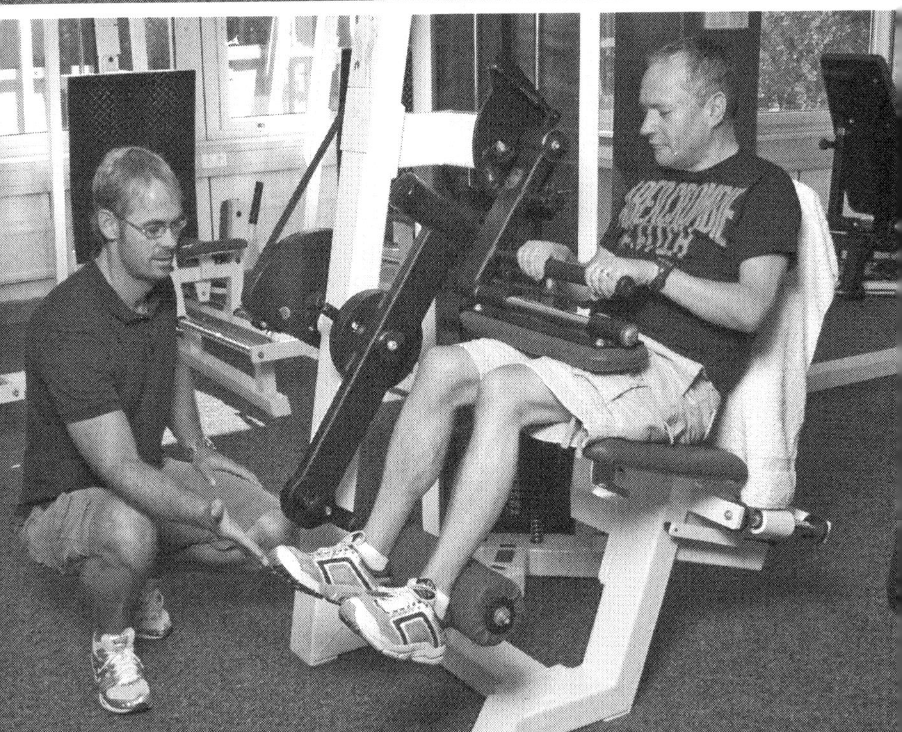

TRAINING DER RUMPFMUSKULATUR

Übungen: Latzug von vorne / Butterfly reverse zum Training der Nacken- und Schulterblattmuskulatur und des langen Rückenstreckers

LATZUG VON VORNE

▸ Einstellung

Füße gegen die Plattform stellen und mit leicht gebeugten Beinen auf die Bank setzen.

▸ Übungsausführung

Griffe nehmen und langsam und kontrolliert in eine gerade Oberkörperhaltung aufrichten; Griffe nun bis zum Bauch heranziehen, dabei die Ellbogen nahe am Körper vorbeiführen und die Bewegung im Rücken durch Zusammennehmen der Schulterblätter beenden, wobei der Brustkorb leicht geöffnet wird und dabei die Schultern über die Nackenmuskulatur nach hinten und die Schulterblätter zusammengebracht werden; langsam die Arme wieder strecken und dabei aber die Schultern fixiert lassen.

▸ Worauf kommt es an?

Auf ein stabile und aufrechte Oberkörperhaltung, die im unteren Rücken über das Einziehen des Bauches und über das Anspannen des Gesäßes stabilisiert wird.

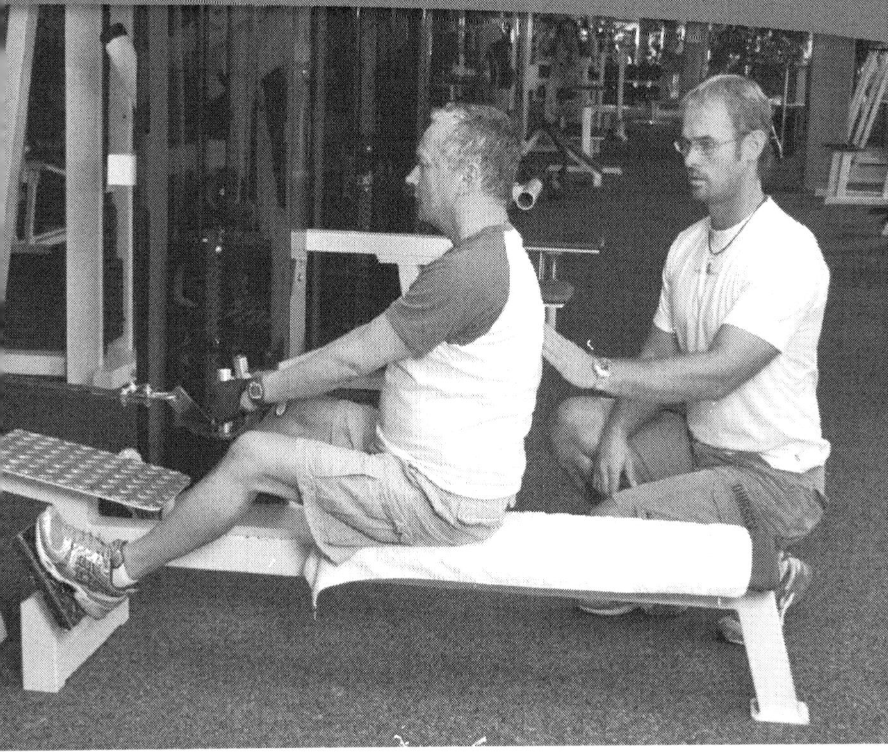

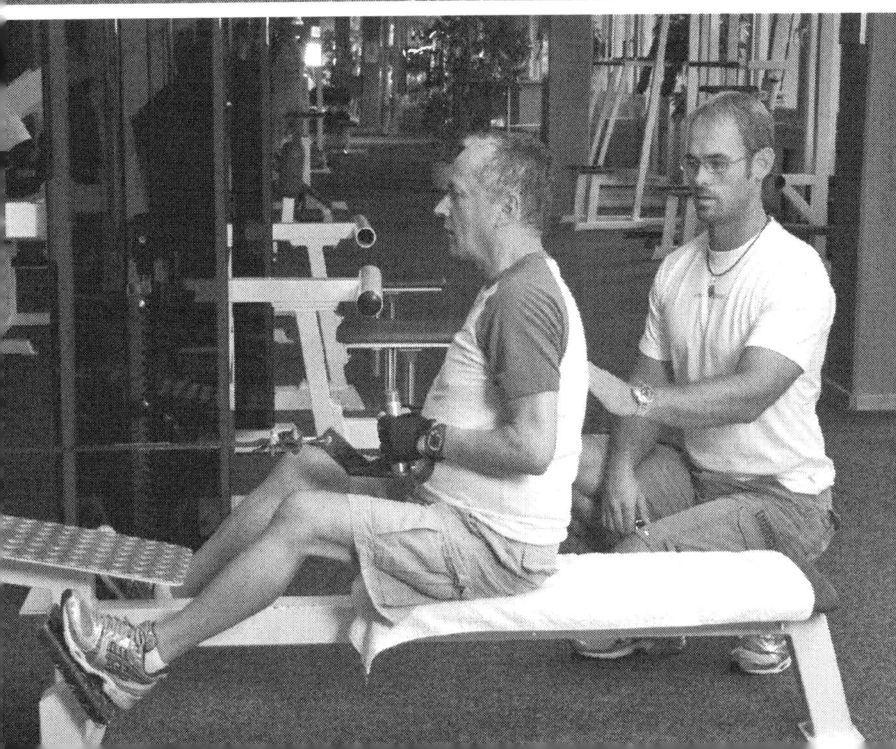

BUTTERFLY REVERSE

▸ Einstellung

Die Sitzhöhe so einstellen, dass sich das obere Ende des Brustpolsters am unteren Ende des Brustbeins befindet. Griffe nun ganz unten fassen. Die Arme leicht gebeugt lassen, und die Handgelenke sind gerade.

▸ Übungsausführung

Die Ellbogen leicht nach innen drehen. Eine aufrechte und gerade Sitzposition einnehmen und nun die Griffe seitlich nach hinten ziehen, bis die Schulterblätter zusammenkommen. Während dieser Zugphase nach hinten bleiben die Arme in ihrer ursprünglichen Stellung und dienen nur als Kraftübertragung. Die Arbeit des Zuges nach hinten kommt aus der Nacken- und Schulterblattmuskulatur.

▸ Worauf kommt es an?

Auf die richtige Griffhöhe der Hände, da hiermit festgelegt wird, auf welcher Kraftebene man auf die Rückenmuskulatur einwirkt; die Ellbogen bleiben nach innen gerichtet, da nur dies ein Ziehen der Schultern nach hinten bewirken kann; eine gerade und neutrale Position der Halswirbelsäule, also hier einen geraden Blick nach vorne einnehmen.

▸ Trainingsziel

Verbesserung der Disposition „Rundrücken". Kräftigung der gesamten Rücken-, Nacken- und Schulterblattmuskulatur.

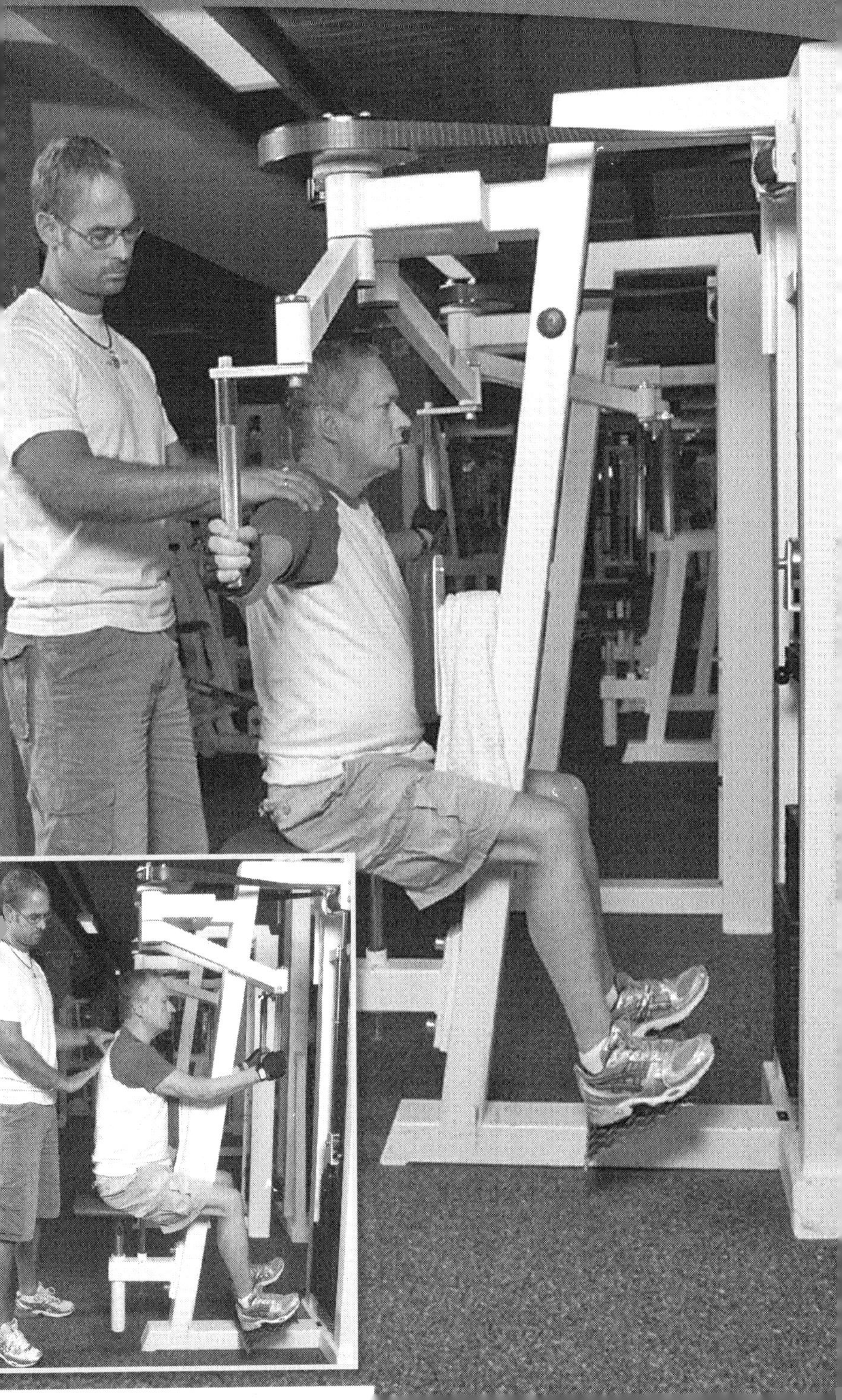

RÜCKENSTRECKER SITZEND

zum Training der unteren Rückenmuskulatur und des Bauches zur Stabilisierung der Lendenwirbelsäule.

▸ Einstellung

Den Hebelarm auf 60 bis 75° einstellen. Das Polster auf Schulterblatthöhe einstellen. Oberkörper in die zu kräftigende, gerade Oberkörperhaltung bringen und das Gesäß unter den Hebelarm an die untere Lehne bringen.

▸ Übungsausführung

Oberarme vor dem Brustkorb verschränken und nun aus dem unteren Rücken heraus den Hebelarm rund 30° nach hinten drücken.

▸ Worauf kommt es an?

Eine permanent gleich bleibend gerade und stabile Oberkörperhaltung beibehalten; den unteren Rücken über das Einziehen des Bauches stabilisieren; den Bewegungsbereich so wählen, dass die Muskulatur im unteren Rücken permanent angespannt ist. Keine zu hohen Gewichte wählen.

Michaels Trainingsplanung zum Kraftaufbautraining

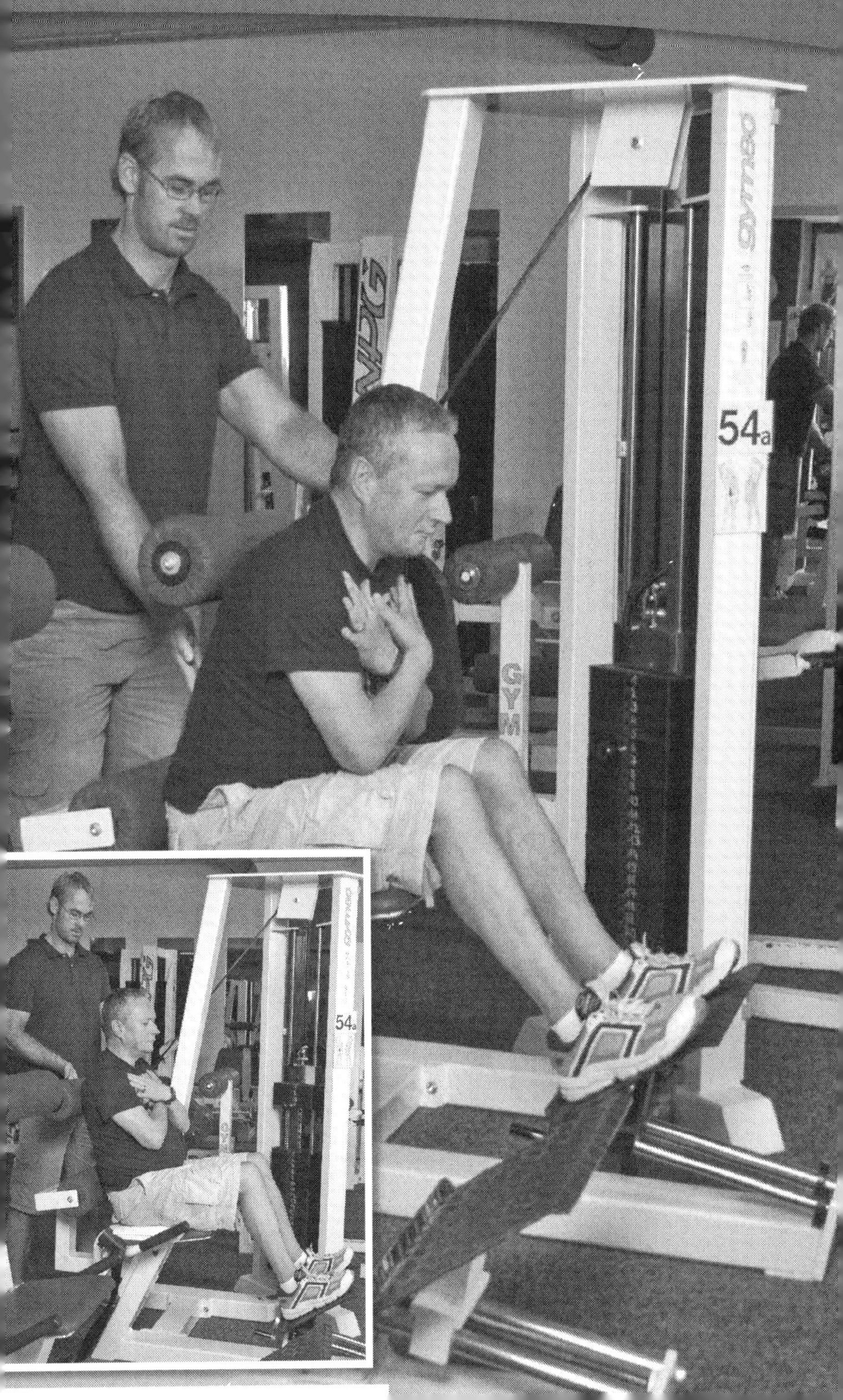

CRUNCHES AUF GYMNASTIKBALL

zum Training der unteren Rückenmuskulatur und des Bauches zur Stabilisierung der Lendenwirbelsäule.

▸ Einstellung

Auf den „Rand" des Gymnastikballs setzen. Nun langsam mit den Füßen nach vorne tippeln und dabei den Rücken auf dem Ball ablegen, so weit, bis der untere Rücken noch auf dem Ball, das Gesäß aber frei in der Luft ist. Über die Füße stabilisieren und die Knie 90° gebeugt halten.

▸ Übungsausführung

Aus dem Bauch heraus nun lediglich die Schulterblätter merklich vom Ball anheben und langsam wieder auf ihn herabsenken.

▸ Worauf kommt es an?

Eine neutrale Kopfhaltung einnehmen, indem man das Kinn gerade in Richtung Wirbelsäule verschiebt und leicht schräg nach oben einen Punkt an der Decke fixiert. Beim Zurückführen der Schulterblätter nicht nach hinten am Ball in ein Hohlkreuz hinunterfallen.

▸ Trainingsziel

Präventive Stabilisierung der Muskulatur im Bereich der Lendenwirbelsäule durch Kräftigung des Rückenstreckers und der Bauchmuskulatur.

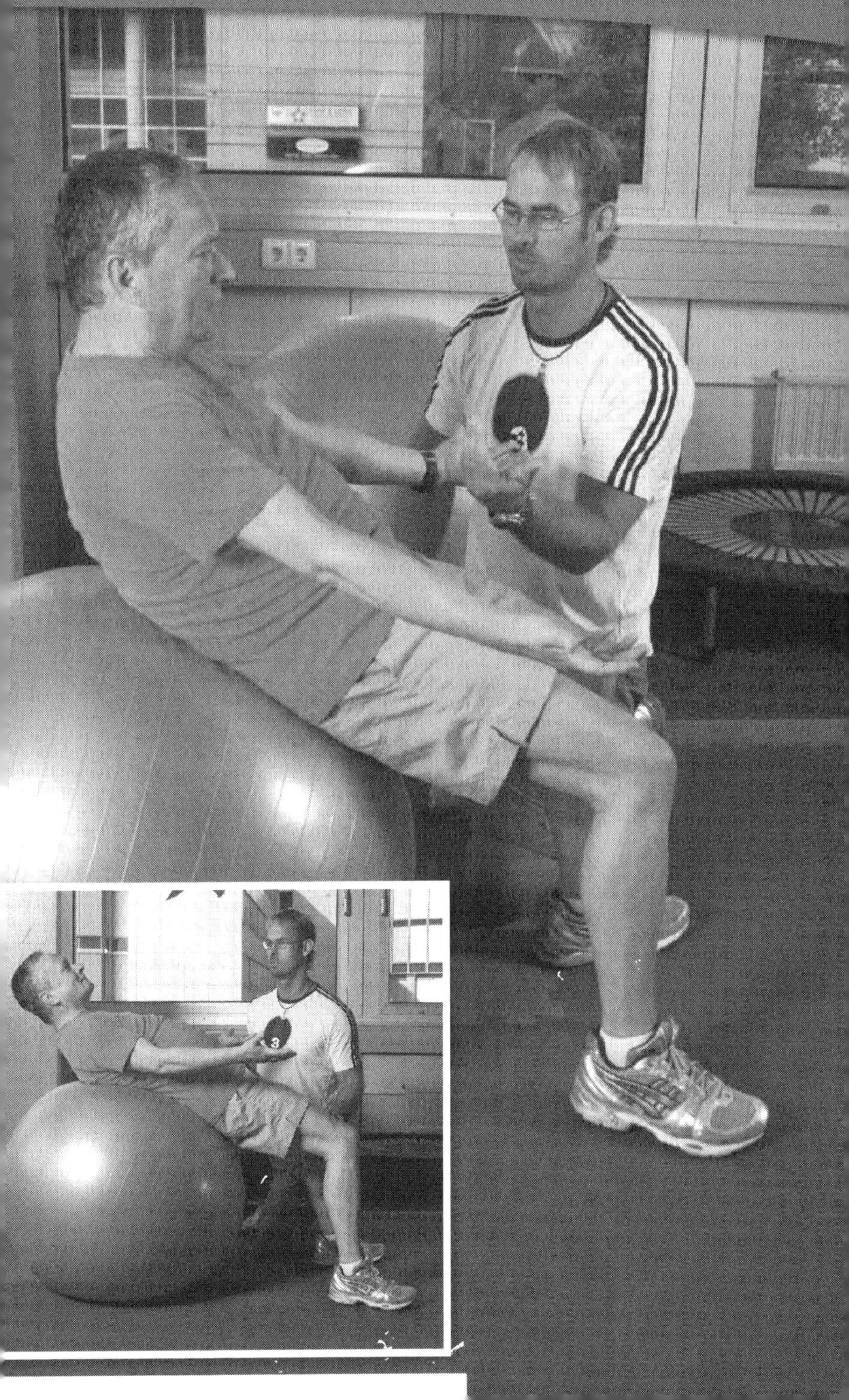

BRUSTPRESSE SITZEND

zum Training der Brust-, der vorderen Schultermuskulatur und des Trizeps.

▸ Einstellung

Die Sitzhöhe so wählen, dass die Verlängerung der waagrechten Griffe mittig über die Brustmuskulatur verläuft (Griffe müssen sich dabei auf Höhe Achselhöhle befinden).

▸ Übungsausführung

Über die Einstiegshilfe Griffe nach vorne bringen; nun in einer langsamen Bewegung Griffe nach vorne drücken und in der Endstellung Arme leicht gebeugt lassen; hier wieder einen flüssigen Umkehrpunkt setzen und die Arme über ein Gegenhalten des Gewichts zurückführen, bis ein leichter Dehnreiz in der Brustmuskulatur entsteht.

▸ Worauf kommt es an?

Schultern unten lassen und bewusst über die Armrückseite (Trizeps), die vordere Schulter und die Brustmuskulatur nach vorne drücken; beim Heranführen der Griffe Brustkorb leicht öffnen und Schulterblätter leicht zusammennehmen.

▸ Trainingsziel

Athletischere Körperoptik durch gerade Oberkörperhaltung und mehr Brustmuskeln. Gleichzeitiges Dehnen der verkürzten Brustmuskulatur, um die eingefallen Schultern mobil zu machen.

Michaels Trainingsplanung zum Kraftaufbautraining

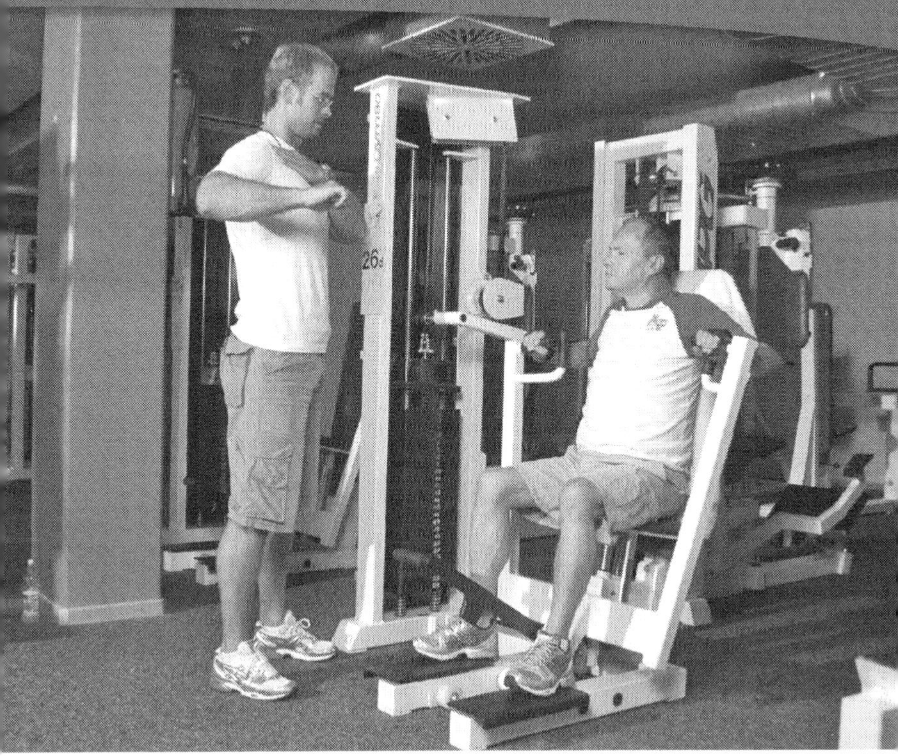

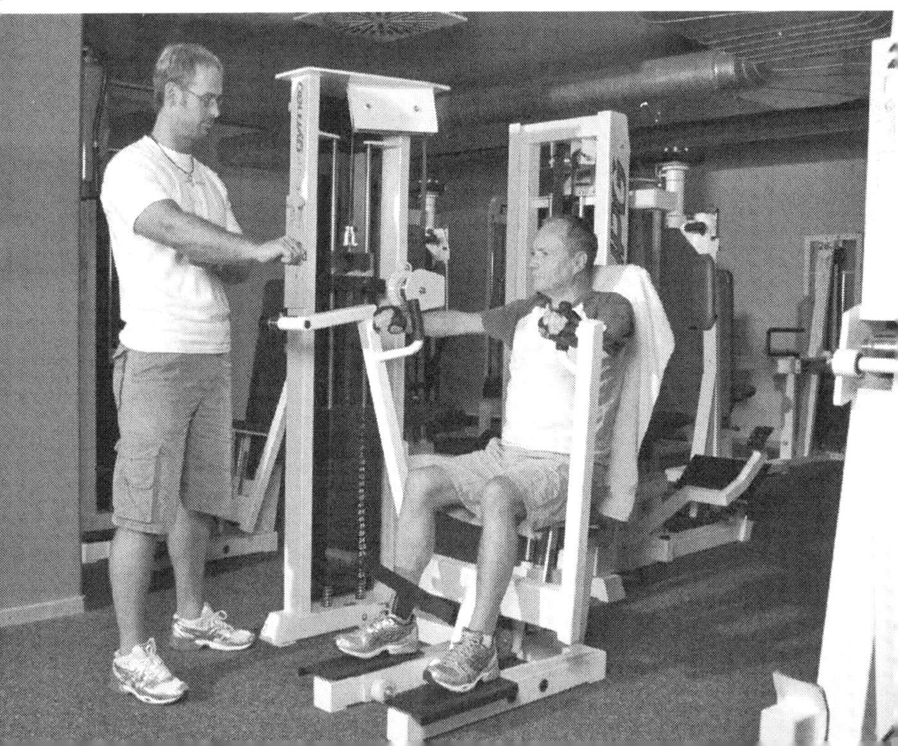

BIZEPS-CURLS MIT KURZHANTELN IM SITZEN

zum Training der vorderen Armmuskulatur.

▸ Einstellung

Entweder mit gerader Oberkörperhaltung („Brust raus und Schultern nach hinten") auf die Kante einer Flachbank oder mit einer um rund 75° geneigten Rückenlehne in eine Schrägbank setzen.

▸ Übungsausführung

Kurzhanteln seitlich am Oberkörper herunterhängen lassen. Nun die Oberarme am Körper fixieren und aus den Ellbogen heraus die Kurzhantel bis etwa 45°-Stellung des Oberarms zum Unterarm nach oben führen. Durch Gegenhalten die Hanteln wieder langsam nach unten in die Ausgangsposition führen

▸ Worauf kommt es an?

Ohne Schwung arbeiten; gerade Handgelenke und über einen festen Griff ebenso die Unterarmmuskulatur aktivieren.

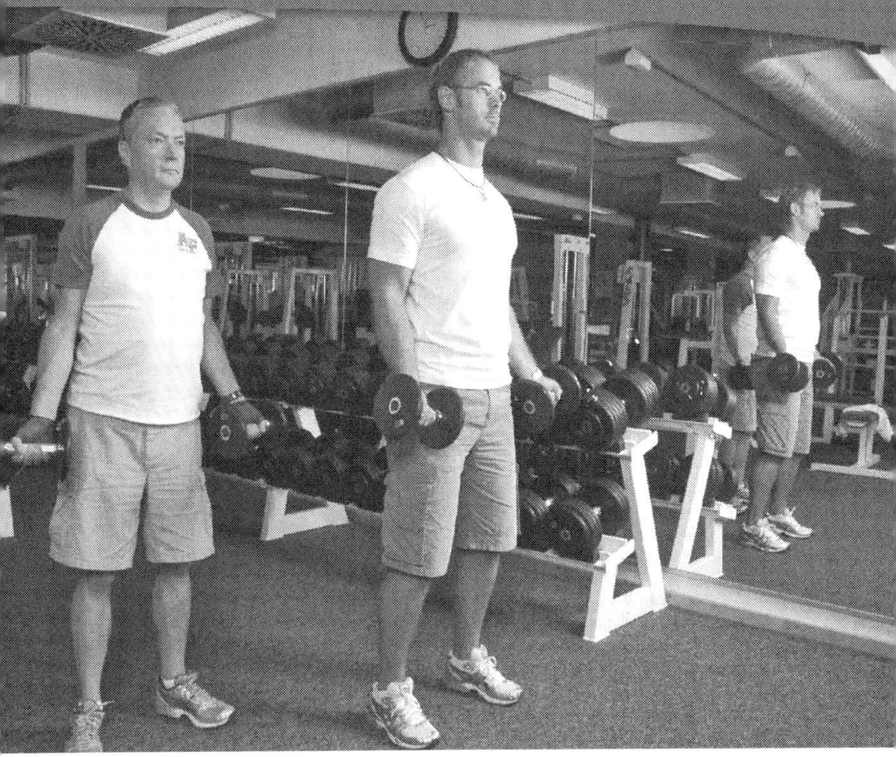

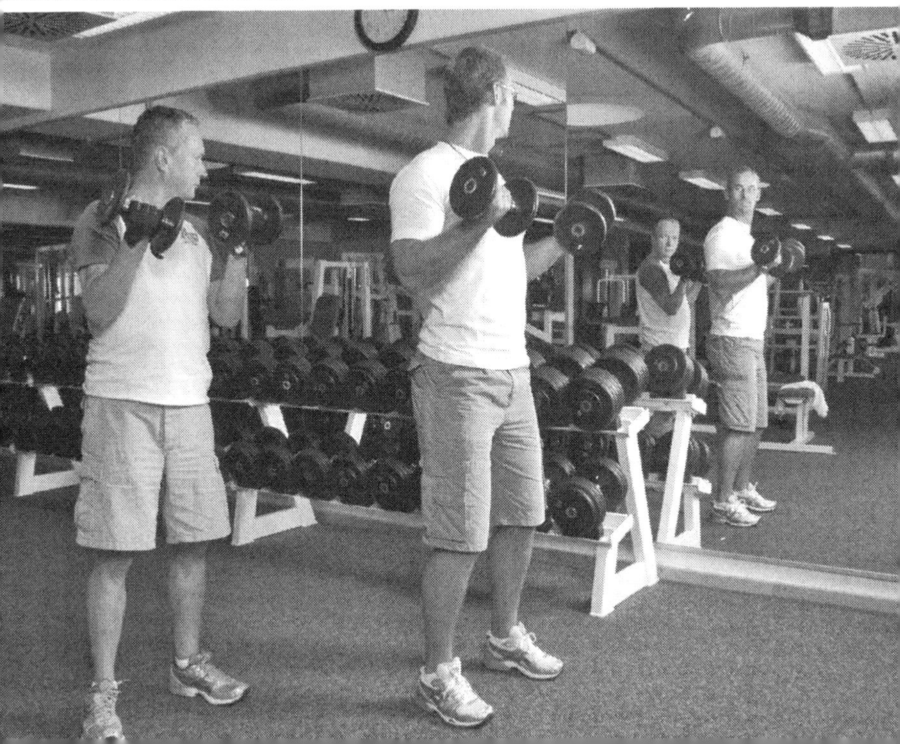

TRIZEPSSTRECKEN AM SEILZUG

▸ Einstellung

In einem leichten Ausfallschritt mit gerader Oberkörperhaltung („Brust raus, Schultern nach hinten") vor den Seilzug stellen. Eine gerade und drehbare Stange schulterbreit im Obergriff (Griff von oben) nehmen.

▸ Übungsausführung

Die Oberarme nun an den Oberkörper bringen, sodass sich die drehbare Stange vor dem Brustkorb befindet. Beugen Sie nun den Oberkörper leicht nach vorne, wie wenn Sie einen Abgrund hinunterschauen wollen. Nun mit fixierten Oberarmen, nur aus dem Ellbogengelenk die Stange zum Boden drücken und dabei aus der Armrückseite heraus die Arme zum Boden strecken. Nun wieder langsam gegenhaltend die Stange aus dem Ellbogengelenk heraus zurück vor den Brustkorb.

▸ Worauf kommt es an?

Ohne Schwung arbeiten; gerade Handgelenke und über einen festen Griff ebenso die Unterarmmuskulatur aktivieren (Handgelenke bleiben dann durch den Drehgriff gerade und stabil); die Ellbogengelenke gerade am Körper halten und nicht nach außen drehen, da sonst ungünstige Scherkräfte auf die Ellbogengelenke wirken.

▸ Trainingsziel

Sportlicheres Aussehen durch „dickere Oberarme". Hebende Alltagsanstrengungen besser bewältigen können.

▸ Weitere Trainingsziele

- Verbesserung der allgemeinen Kraftfähigkeiten im Sinne eines Transfers zu körperlichen Alltagsbelastungen.

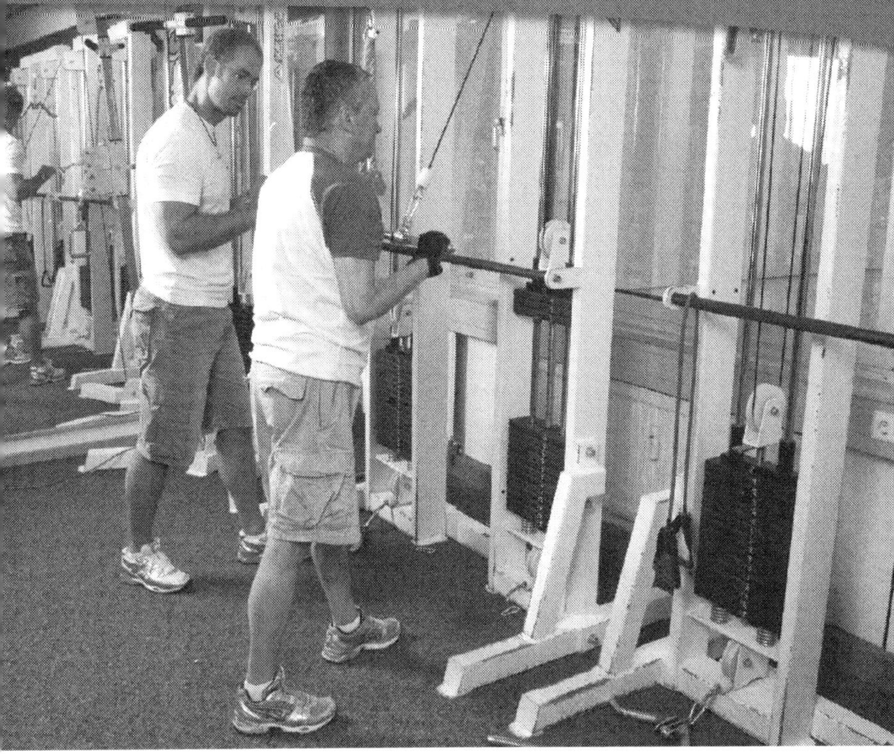

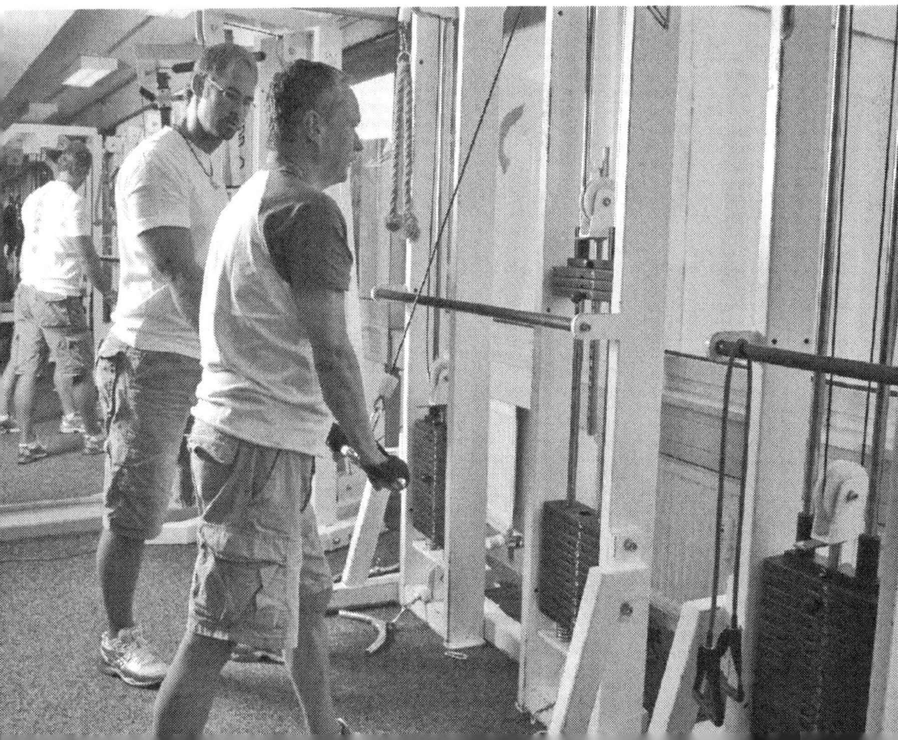

- Verbesserung des Körpergefühls und -bewusstseins
- Verbesserung der Körperoptik in Bezug auf ein athletischeres Aussehen
- Präventive Gesundung des Bewegungsapparates
- Eigene Weiterentwicklung bezüglich Trainingssteuerung und Trainingsplanung. Förderung des persönlichen trainingsspezifischen Fachwissens

Trainingsplan 1: Der Beginn

Dauer	Woche 1 – 8 (ca. 2 Monate)
Trainingshäufigkeit	2 – 3 x pro Woche
Ziel	den Einstieg finden; die Muskeln erspüren und ein Körperbewusstsein neu entwickeln; Bewegungsausführungen erlernen; Einweisung ins Geräte-Handling
Intensitätsgrad	sehr leicht / absolut aerob (im Beisein von Sauerstoff)
Anstrengungsfaktor	gering; es gilt zunächst nur die Bewegung und die dazugehörigen Muskeln zu erspüren ➞ RPE 8-11 / MVC 30%
Anstrengungsempfinden	leicht angestrengt, leicht zu bewältigen
Herz	keine Blutdruckspitzen; Training mit Pulskontrolle: eine Herzfrequenz von 110 nicht überschreiten
Wiederholungszahl	5 – 10
Belastungsdauer / Wdh.	3 – 4 sec.
Sätze / Übung	2
Übungen	1. Beinpresse sitzend 2. Beinbeuger sitzend 3. Latzug von vorne 4. Brustpresse sitzend 5. Rückenstrecker sitzend

Kommentar:

Zunächst trainierten wir sogenannte klassische Grundübungen wie Beinpresse, Brustpresse und Latzug von vorne. Diese Übungen stellen Muskelkettenübungen dar, das heißt, hier arbeiten mehrere Muskelpartien im Verbund bei einer Bewegung zusammen. Diese Übungen haben unter anderem den Vorteil, dass sie einen Transfer zu körperlichen Alltagsbelastungen schaffen.

Je nach Verlauf wird die Intensität über die Wahl eines höheren Gewichts gesteigert. Dies hängt vom Einzelfall ab. Flüchtige Blutdruckspitzen sollten in dieser Phase des Trainings noch vermieden werden. Es wird in diesem Zyklus noch nicht annähernd bis zur Muskelerschöpfung trainiert, sondern es steht zunächst die Gewöhnung an sehr leichte körperliche Anstrengungen im Vordergrund, um das Muskel- und Körperbewusstseins wiederzuerlangen. Die Pausen zwischen den Trainingseinheiten hielten wir gemäß der klassischen Trainingslehre unter Berücksichtigung einer ausreichenden Regeneration der Muskulatur bei zwei bis drei Tagen.

Michael entwickelte jedoch bereits in den ersten drei bis vier Wochen eine gute Verbesserung der Kraftfähigkeiten, was sich in einer relativ frühen Steigerung der Gewichte zeigte. Dies lag auch daran, dass er bereits ein halbes Jahr Herz-Kreislauf-Training hinter sich hatte und diese Fitness natürlich auch positive Effekte auf ein neu aufgenommenes Krafttraining hat. Wir erreichten in keiner Phase des Trainings Pulswerte über 105, am Ende der acht Wochen kamen wir nicht einmal mehr über einen Puls von 100. Blutdruckmessungen während einer Kraftübung geben keine aufschlussreichen Werte. Messungen nach Muskelkettenübungen wie der Bein- oder Brustpresse ergaben Werte permanent unter 145/85 mmHG.

In der Bewegungsausführung zeigte Michael gute motorische Fähigkeiten und war in der Lage, durch Konzentration die Übungen sehr sauber und bewusst durchzuführen. In diesem Zusammenhang arbeiteten wir daran, das Michael ein Gefühl dafür bekam, während der Übungsausführung in seinen Körper hineinzuhören und die Anstrengung und die diesbezüglichen Empfindungen zu erspüren und diese dann gemeinsam mit mir zu analysieren und zu besprechen. Ein gesteigertes Körpergefühl und ein wiedererlangtes Wohlbefinden waren weitere Erscheinungen unseres Krafttrainings in dieser Anfangsphase.

Trainingsplan 2: Erste individuelle Trainingssteuerung

Dauer	Woche 9 – 14 (1,5 Monate)
Trainingshäufigkeit	2 – 3 x pro Woche
Ziel	muskuläre Entwicklungen fördern; gezieltes Training am Bewegungsapparat (gemäß Analyse); Gewichts- und dadurch Intensitätssteigerung
Intensitätsgrad	leicht fordernd / aerob
Anstrengungsfaktor	mittel, wir wollten erstmalig Ansätze von Muskelbrennen erreichen – siehe Wiederholungszahl ➡ RPE 12-13 / MVC 40-60%
Herz	lediglich flüchtige Blutdruckspitzen; Training mit Pulskontrolle: Eine Herzfrequenz von 110 sollte nicht überschritten werden
Wiederholungszahl	15 – 20
Belastungsdauer / Wdh.	3 – 4 sec.
Sätze / Übung	2 – 3
Übungen	1. Beinpresse sitzend 2. Beinbeuger sitzend 3. Latzug von vorne 4. Brustpresse sitzend 5. Bizeps-Curls mit Kurzhanteln im Sitzen 6. Crunches auf Gymnastikball 2 x 15 – 20 Wiederholungen 7. Rückenstrecker sitzend 2 x 25 Wiederholungen

Kommentar:

In dieser Phase des Krafttrainings wollten wir einen nahtlosen Anschluss an die ersten positiven Ergebnisse und muskuklären Effekte der ersten Trainingsplanung anknüpfen. Hierzu erhöhten wir die Intensität, und das Training wurde, einfach gesagt, etwas anstrengender. Aber auch hier hielten wir uns streng an die Pulsvorgaben und erreichten als positiven Trainingseffekt nie Pulswerte über 110. Auch Blutdruckmessungen nach den sogenannten großen Übungen wie Beinpresse und Bankdrücken sitzend ergaben wiederum keine Werte über 150/85, was auf maximal leicht flüchtige Blutdruckspitzen am Peak einer Wiederholung schließen lässt. Michaels Empfindungen beim Training waren stets absolut aerob, das heißt, er hatte während den Übungen nie das Gefühl, „nicht mehr zu können" oder außer Atem zu sein.

Muskuläre Fortschritte waren bei Michael besonders am Rücken, an den Schultern und an der Beinmuskulatur zu verzeichnen. Hier sah man erste, sehr positive Ergebnisse. Erhöhte Kraftfähigkeiten, ein daraus resultierendes kräftigeres Körpergefühl, mehr Muskelbewusstsein waren Michaels Empfindungen, das heißt, er spürte auch immer mehr im Alltag die dazugewonnene Kraft, resultierend aus einer besseren Muskulatur. Besonders positiv bezeichnete er dies im oberen Rücken- und Schulterblattbereich, wo Michael ja die größten Probleme in Form von eingefallenen Schultern und daraus resultierendem Rundrücken mit der Folge von schmerzhaften Verspannungen im Hals- und Nackenbereich zu beklagen hatte.

Trainingsplan 3: Es wird immer gezielter

Dauer	Woche 15 – 20 (1,5 Monate)
Trainingshäufigkeit	2 – 3 x pro Woche
Ziel	weiterhin gezieltes Training am Bewegungsapparat zur Verbesserung der Kraftfähigkeiten; Gewichts- und Intensitätssteigerung
Intensitätsgrad	fordernd; aber immer noch permanent aerob
Anstrengungsfaktor	gehobenes Mittelmaß, aber noch keine annähernde Muskelerschöpfung ➞ RPE 13-14 / MVC 60%
Herz	lediglich flüchtige Blutdruckspitzen; Training mit Pulskontrolle: Eine Herzfrequenz von 110 sollte nicht überschritten werden
Wiederholungszahl	15 – 20
Belastungsdauer / Wdh.	3 – 4 sec.
Sätze / Übung	2 – 3
Übungen	1. Kniebeugen mit Ball an der Wand 1 x 20-30 Wiederholungen 2. Beinbeuger sitzend 3. Butterfly reverse 4. Brustpresse sitzend 5. Bizeps-Curls mit Kurzhanteln im Sitzen 6. Crunches auf Gymnastikball 2 x 20-25 Wiederholungen 7. Rückenstrecker sitzend 2 x 25 Wiederholungen

Kommentar:

Vom Trainingsumfang her kann dieses Programm schon als fortgeschritten bezeichnet werden. Lediglich mit der Intensität nahmen wir uns immer noch zurück, um die von uns gesetzten Zielwerte im Pulsverlauf und bezogen auf die Anstrengung nicht zu überschreiten. Auch in dieser Phase merkte man das nebenher durchgeführte Herz-Kreislauf-Training deutlich. Trotz gesteigerter Gewichte und Intensität kamen wir auch in dieser Trainingsphase bei keiner Übung und keinem Satz merklich über Pulswerte von 110. Auch die Blutdruckmessungen hielten sich im Bereich von 140-150/80-90mmHG, gemessen nach den „großen Übungen". Lediglich bei der Übung „Kniebeuge mit Ball an der Wand" (siehe Bild auf Seite 153) erreichten wir einen Wert kurz nach der letzten Wiederholung von 152/91 mmHG. Auch kamen wir hier erstmals mit dem Puls auf einen Wert von 119 bei einer Kraftübung. Dies resultiert aus der hohen Belastung im Kraftausdauerbereich in Verbindung mit der Bewegung des ganzen Körpers („freie" Übung) und der dementsprechend umfassenden Belastung vieler Muskeln.

Je mehr Muskeln beansprucht werden, desto mehr Muskulatur muss das Herz durchbluten. In Verbindung mit vielen Wiederholungen ist diese Übung dann auch als Ausdauerbelastung zu betrachten, und dies ist durchaus blutdruckfördernd, jedoch vom Standpunkt des Trainings gesehen höchst effektiv unter allen Gesichtspunkten. Es war mir zu diesem Zeitpunkt wichtig, dies aufgrund der positiven körperlichen Entwicklung von Michael in das Training mit einzubeziehen. Es verdeutlicht aber auch, das es bei Koronarpatienten gefährlich und falsch wäre, zu Beginn des Trainings die allgemein als weniger intensiv und anstrengend eingeschätzte Intensität von „mehr Wiederholungen mit wenig Gewicht" ausführen zu lassen, da hier innerhalb der lang andauernden Belastung eines Satzes mit 20 bis 30 Wiederholungen der Blutdruck zu lange zu weit oben gehalten wird und damit die Belastung für das Herz zu lange konstant zu hoch ist. Deswegen sind für den Beginn des Krafttrainings mit Koronarpatienten wenige Wiederholungen mit geringen Intensitäten zu empfehlen (siehe Trainingsplan 1).

Was Michael zum jetzigen Zeitpunkt betrifft, fühlt er sich beim Training immer gut und angenehm gefordert. Sein Muskelbewusstsein und sein Körpergefühl steigern sich zunehmend, was mir besonders auch in der Bewusstheit deutlich wird, mit der er die Übungen ausführt. In jeder Phase einer Wiederholung konzentriert er sich auf den im Moment beanspruchten Muskel und gibt dadurch der Muskulatur nochmals positive Reize. Auch bemerkte er einen hohen abschaltenden und entspannenden Effekt durch die Konzentration auf die Übung und seinen Körper.

Seine Körperhaltung hat sich zum jetzigen Zeitpunkt besonders im Bereich des oberen Rückens schon stark verbessert. Michael schafft es jetzt auch durch vielfaches Dehnen seiner Brustmuskulatur, sich aufrechter und gerade zu halten (was anfangs noch ein Problem war, da die verkürzte Brustmuskulatur den Schultern mechanisch gar keine Möglichkeit gab, nach hinten gezogen zu werden, um dadurch ein aufrechte Oberkörperhaltung zu erreichen), was – und das war Michael sehr wichtig – seine Brust und Brustmuskulatur sowie seine Schultern viel besser zur Geltung bringt. Auch seine Armkraft hat durch das Bizeps-Training zugenommen, was ihm auch im Alltag positiv aufgefallen ist.

Trainingsplan 4: Annähernd normales Training

Dauer	Woche 21 – 26 (1,5 Monate)
Trainingshäufigkeit	2 – 3 x pro Woche
Ziel	weiterhin gezieltes Training zur Verbesserung der Kraftfähigkeiten; Gewichts- und Intensitätssteigerung; leichtes Muskelaufbautraining, das heißt Erhöhung der mechanischen Belastung auf die Muskulatur
Intensitätsgrad	anstrengend, aber immer noch aerob
Anstrengungsfaktor	gut spürbares Brennen in der Muskulatur; das Gefühl haben, das gleiche Training fast noch mal zu schaffen; Hinzunahme von Kraftausdauerübungen ➟ RPE 13-15 / MVC 60-70%
Herz	weiterhin lediglich flüchtige Blutdruckspitzen; Training mit Pulskontrolle: Eine Herzfrequenz von 110 sollte nicht überschritten werden
Wiederholungszahl	12
Belastungsdauer / Wdh.	3 – 4 sec.
Sätze / Übung	2-3
Übungen	1. Kniebeugen mit Ball an der Wand 1 x 20-30 Wiederholungen 2. Beckenheben mit Ball im Liegen 1 x 20-30 Wiederholungen 3. 2 Sätze Latzug von vorne 3a) 2 Sätze Butterfly reverse 4. Butterfly sitzend 5. Bizeps-Curls in der Bizepsmaschine 6. Crunches im Liegen 2 x maximal (bis zur annähernden Muskelerschöpfung 7. Rumpfbeugen im Stehen

Kommentar:

In diesem Trainingszyklus gingen wir zum ersten Mal als Folge des bis dahin sich prächtig entwickelnden Trainings vom Anstrengungsfaktor her in Bereiche, die man ansatzweise als Muskelerschöpfung bezeichnen kann. Auch hier standen die Kontrolle der Herzfunktionen und das Wohlbefinden an erster Stelle, und so trainierten wir erstmals mit der Intensität eines effektiven Muskelaufbautrainings.

Die Effekte nach diesen sechs Wochen konnten sich spüren und sehen lassen. Rücken, Schulter und letztendlich auch die Brustmuskulatur entwickelten sich prächtig und verzeichneten für Michaels Verhältnisse tolle Aufbauergebnisse. Michaels Beinmuskulatur konnte man zu diesem Zeitpunkt bereits vernachlässigen, da er dort schon immer eine gute Muskulatur hatte und sein Herz-Kreislauf-Training das Übrige hierzu beitrug.

Es sei hier nochmals, wie bereits unter dem Punkt „Prinzip der trainingswirksamen Reize" beschrieben, erwähnt, dass es nicht notwendig ist, bis zum absoluten Muskelversagen zu trainieren, um der Muskulatur ausreichende Effekte zu geben. Durch das „Platz-Lassen" von ein paar Wiederholungen in jedem Satz wird eine zu starke Belastung des Nervensystems vermieden, aber der Muskel gleichzeitig genügend ausgereizt. Man sollte also immer so trainieren, dass man am Ende einer Satzabfolge das Gefühl, hat noch einen Satz zu schaffen, beziehungsweise man sollte nach folgendem Prinzip verfahren:

Die Kontrolle über Herz-Kreislauf-Belastung und Wohlbefinden und über Gewicht und Bewegung sollte niemals für ein paar zusätzliche Wiederholungen geopfert werden.

Und genau mit diesem Leistungspuffer sollten gerade Koronarpatienten und ihr Trainer an das Krafttraining herangehen. Mit fortschreitendem Training kann man sich dann an diese annähernde Muskelerschöpfung herantasten. Diesen Punkt habe ich mit Michael etwa ab dem sechsten bis siebten Trainingsmonat erreicht. Hier versuchten wir mit Erfolg, ein gesundes Maß einer annähernd maximalen Ausbelastung der Muskulatur mit dem Ziel der Hypertrophie (= Muskelaufbau) zu erreichen, ohne dabei unsere Herz-Kreislauf-Faktoren Puls und

Blutdruck und das subjektive Trainingsempfinden außer Acht zu lassen.

Wie man diesen optimalen Belastungsgrad erreicht, ist schwierig zu beschreiben und hängt in hohem Maße von den individuellen Voraussetzungen und der Zusammenarbeit zwischen Trainer und Trainierendem ab. Wichtig ist anzumerken, dass eine Muskelerschöpfung bei nicht ehemals herzkranken Sportlern ebenso wenig notwendig ist, wie es für einen Koronarpatienten erlaubt ist.

So trainieren wir nach einem Jahr

Trainingsplan aktuell	das Training nach 1 Jahr
Dauer	Zyklus von 8 Wochen
Trainingshäufigkeit	3 x pro Woche
Ziel	weiterhin gezieltes Training zur Verbesserung der Kraftfähigkeiten und des Muskelaufbaus, der Muskelstraffung und -formung
Intensitätsgrad	normal anstrengend, aber immer noch aerob
Anstrengungsfaktor	annähernd Muskelerschöpfung mit einem Leistungspuffer von 3 – 5 Wiederholungen pro Satz; Wechsel/Variation von Training an Geräten und freiem Training ➟ RPE 13-16 / MVC 60-75%
Herz	weiterhin lediglich flüchtige Blutdruckspitzen; Training mit Pulskontrolle: Eine Herzfrequenz von 120 sollte nicht überschritten werden
Wiederholungszahl aktuell	8-12
Belastungsdauer / Wdh.	3-4 sec.
Sätze / Übung	2-3
Übungen	1. Kniebeugen frei mit Langhantel 2. Beinbeuger im Liegen 3. Abduktoren-Maschine 3. Latzug von vorne 2 Sätze 4. Butterfly reverse 2 Sätze 5. Bankdrücken liegend 2 Sätze 6. Kurzhanteln fliegend auf der Schrägbank 2 Sätze 7. Bizeps-Curls in der Bizepsmaschine 8. Trizepsdrücken am Seilzug mit gerader Stange 9. Crunches im Liegen – Seitneigen nach oben in der Seitlage 10. Rumpfbeugen mit Langhantel 11. Beckenheben in Rückenlage

NACHWORT VON FLORIAN MÜNCH

Mittlerweile ist ein Jahr vergangen, und das Training mit Michael hat seine Früchte getragen. Er trainiert mittlerweile, wie wenn es den Herzinfarkt nie gegeben hätte – wobei wir beide beim Training aber nie vergessen, wo wir vor einem Jahr standen. Seine Fitness ist überdurchschnittlich gut, und wenn er dieses Niveau hält, dann wird er noch viel Spaß bei seinen sportlichen Aktivitäten haben, und an einen weiteren Herzinfarkt wird nicht mehr zu denken sein – eher an ein langes, gesundes Leben. Ich wünsche sowohl Michael als auch allen Betroffenen, die das Schicksal eines Herzinfarkts ereilt hat, die Kraft und die Möglichkeit, nun den Start in ein gesünderes und vitaleres Leben zu schaffen. Nehmen Sie dieses Buch als positives Beispiel, und machen Sie nun das Beste aus sich und Ihrem Körper.

Allen, die mit dem Risiko eines Herzinfarktes leben, kann ich nur folgenden Rat geben: Sie sind der Experte Ihres Lebens und sollten wissen, was für Sie am besten ist. Ein Herzinfarkt ist es allerdings nicht!

Ihr Florian Münch
Personal Trainer und Fitnessexperte

LITERATURVERZEICHNIS

[1] Zeitschrift für Kardiologie, Band 93, Heft 5 (2004), Steinkopf Verlag 2004 – Einsatz von Kraftausdauertraining und Muskelaufbautraining in der kardiologischen Rehabilitation – Empfehlungen der deutschen Gesellschaft für Prävention und Rehabilitation von Herz-Kreislauf-Erkrankungen e. V.

[2] Deutsche Zeitschrift für Sportmedizin, Jahrgang 55, Nr. 3 (2004) – Muskelaufbau im Zentrum des kardiovaskulären Trainings

[3] Deutsche Zeitschrift für Sportmedizin, Jahrgang 55, Nr. 5 (2004) – Körperliches Training bei Patienten mit Herzinsuffizienz

[4] Journal für Kardiologie, Österreichische Zeitschrift für Herz-Kreislauf-Erkrankungen – Neue Aspekte des Krafttrainings in der kardialen Rehabilitation

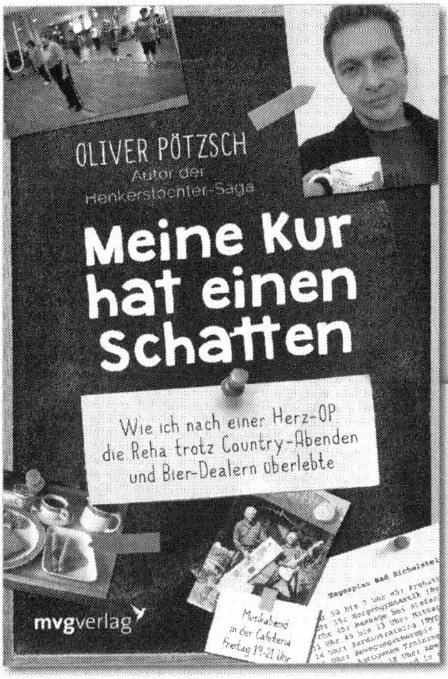

Auch als **E-Book** erhältlich

192 Seiten
14,99 € (D) | 15,50 € (A)
ISBN 978-3-86882-663-0

Oliver Pötzsch

Meine Kur hat einen Schatten

Wie ich nach einer Herz-OP die Reha trotz Country-Abenden und Bier-Dealern überlebte

Bad Bichelstein, die Perle deutscher Kurorte
Dorthin verschlägt es den erfolgreichen Schriftsteller Oliver Pötzsch nach einer Bypass-Operation. Und er ist absolut nicht vorbereitet auf das, was ihn in der Reha erwartet: beschwingte Country-Abende im Krankenhausfoyer, Gymnastik- und Massageübungen mit stark behaarten Oberpfälzern und Bier-Dealer in Morgenmänteln auf dem Klinikparkplatz wechseln sich ab mit spannenden Gesprächen über Stuhlgang und Blutdruck. Aber auch Ganzkörperrasur und Einlauf gehören zum Klinikpaket. Immer mit von der Partie sind die »Mitgefangenen« Venen-Elli, Hausmeister-Rolf, Roth-Händle-Luigi und Klappen-Axel.
Meine Kur hat einen Schatten zeigt die Reha in allen Facetten, von den lustigen und absurden Erlebnissen bis zu den ernsten Seiten. Urkomisch, unterhaltsam und mit viel Galgenhumor im Gepäck – der ideale Lesestoff zum Mutmachen, Lachen und Ablenken.

riva

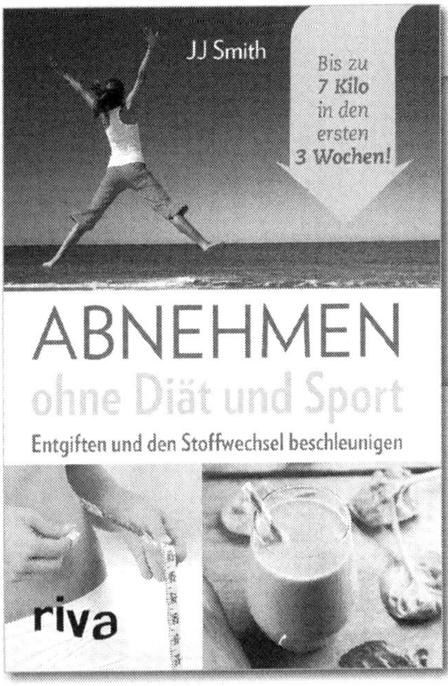

Auch als **E-Book** erhältlich

304 Seiten
16,99 € (D) | 17,50 € (A)
ISBN 978-3-7423-0045-4

JJ Smith

Abnehmen ohne Diät und Sport

Wie man lernt, sich wieder natürlich zu bewegen, und dadurch gesund wird

Abnehmen ohne Kalorienzählen, Hungern, Verzicht, Diät und Sport – aber mit Genuss? Kaum zu glauben, aber Bestsellerautorin JJ Smith erklärt in diesem Buch, dass und wie das geht. Die Autorin hat ein eigenes System entwickelt, mit dem man nachhaltig viel Gewicht verlieren und endlich einen sexy, schlanken und vor allem gesunden Körper bekommen kann.

Das Konzept funktioniert, indem man entgiftet, den Stoffwechsel ankurbelt, die Hormone wieder ins Gleichgewicht bringt und speziell die sechs Fettverbrennungshormone beeinflusst. Die Autorin erklärt, welche Lebensmittel besonders beim Abnehmen helfen und welche man vermeiden sollte.

In einem Bonuskapitel zeigt JJ Smith, wie man mit einer 10-tägigen Grüne-Smoothies-Detoxkur den Gewichtsverlust in die Wege leitet und so schon bis zu 7 Kilo verliert.

So kann jeder nachhaltig abnehmen

riva

Printed in Poland
by Amazon Fulfillment
Poland Sp. z o.o., Wrocław

50830613R00113